Die Orgasmus Bibel

Susan Crain Bakos

Die Orgasmus Bibel

DIE NEUESTEN FORSCHUNGSERGEBNISSE UND TECHNIKEN
FÜR MEHR FANTASTISCHE HÖHEPUNKTE

tosa

Die Originalausgabe erschien unter dem Titel „The Orgasm Bible" im Verlag Quiver,
einem Imprint von Quayside Publishing Group, Beverly, MA

Umschlaggestaltung und Innenlayout von Stephen Gleason Design

Aus dem Amerikanischen von Helmuth Santler für Die Textwerkstatt, Langenlois

Printed in Singapore

www.tosa-verlag.com

In Liebe zu Nan Wise – brillante Neurowissenschaftlerin, mitfühlende Therapeutin, allerteuerste Freundin

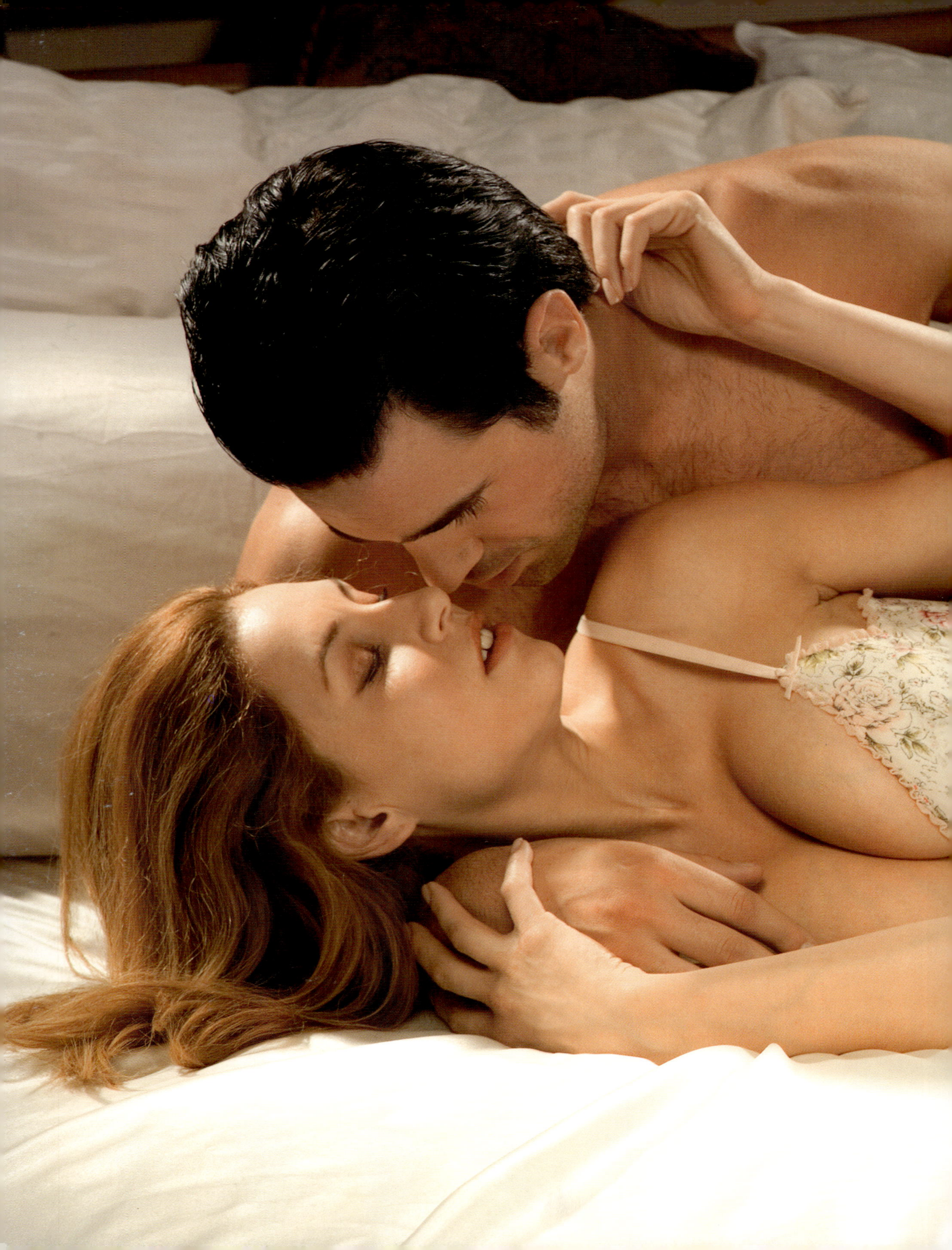

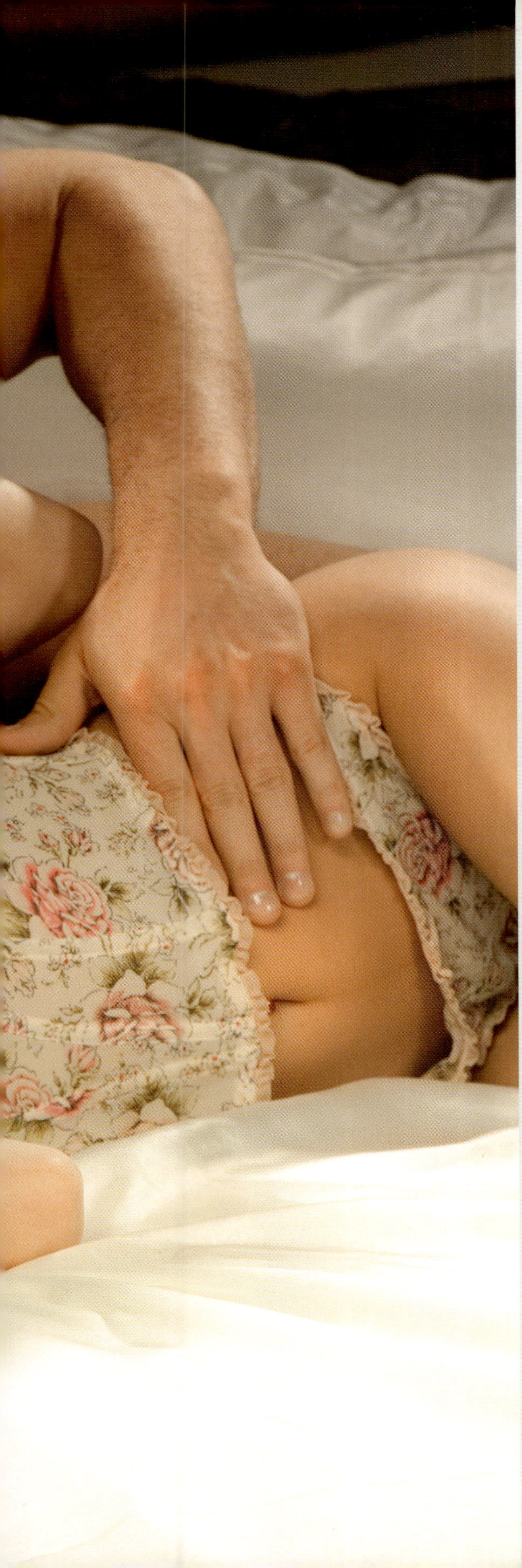

Inhalt

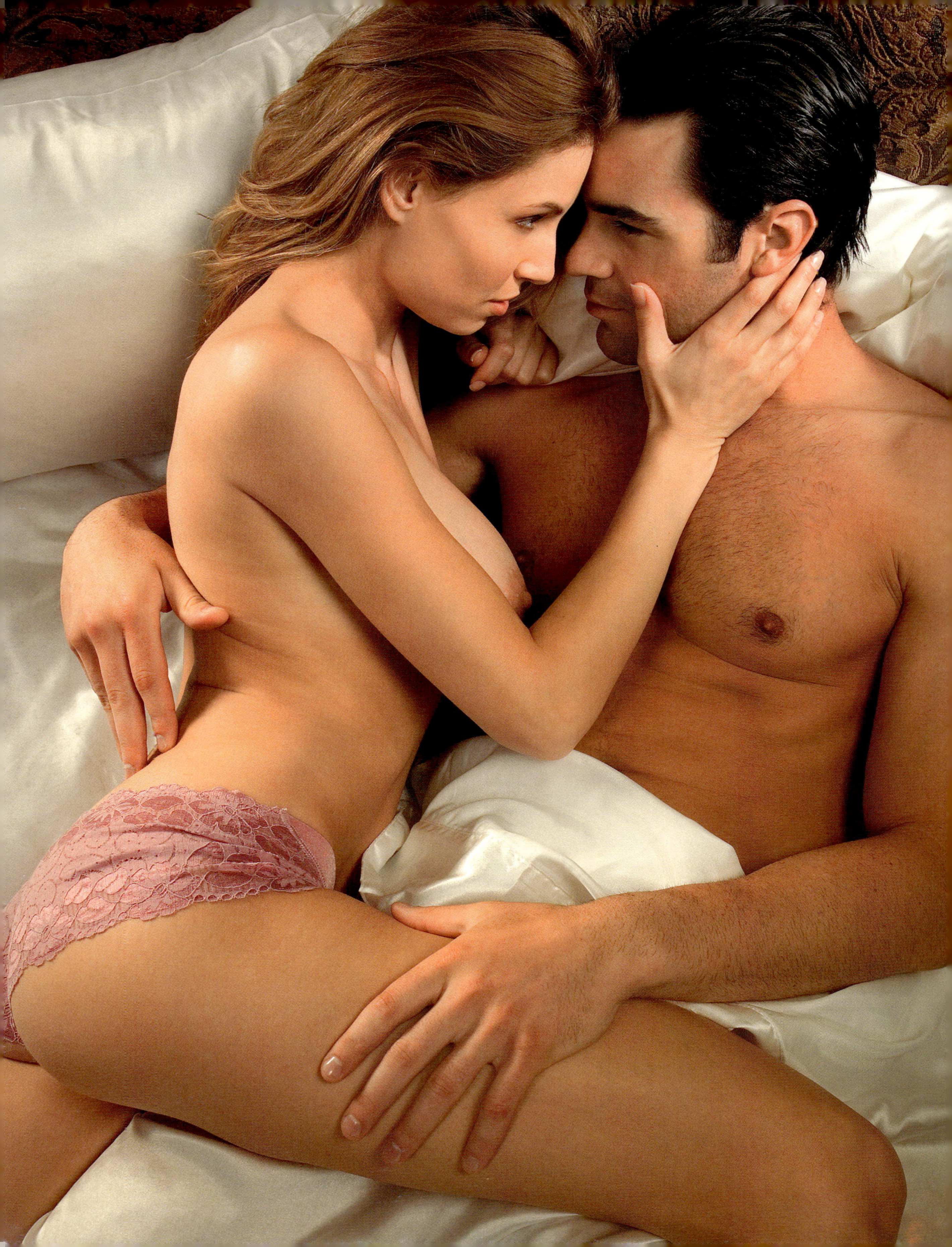

Einleitung

Der Orgasmus: Mythos und Wahrheit, Hype und Hoffnung

Immer noch ranken sich Mythen und etliche Hoffnungen rund um den Orgasmus. Das Gewese um das Buch *Der 24-Stunden-Orgasmus* war nichts als purer, die Verkaufszahlen steigernder Hype. Ähnlich marktschreierische Titel haben andere Bücher zu Bestsellern gemacht: Winzige Körnchen orgiastischer Wahrheit, zu Gigapopcorn aufgebläht. Liebe soll zu Orgasmen führen? Ein Mythos. Einer Frau kommt es, wenn der Mann seinen großen Penis gut einzusetzen versteht? Noch ein Mythos. Ähnliches wird Ihnen in den folgenden Kapiteln noch öfter begegnen.

Hoffnung – ist alles, was einer Frau bleibt, die ihren Körper nicht kennt und den „Job" Orgasmus-Erzeugung ihrem Partner überlässt. Frauen kommen beim Verkehr ohne erkennbare Zeichen klitoraler Stimulation! Und zwar in Romanen, Hollywoodfilmen und sogar Pornos, deren Regisseure es wirklich besser wissen müssten. Der Trailer eines neuen Pornos einer angesehenen Produzentin zeigt ihn, der sie anal penetriert. Die Frau scheint kurz vor dem Höhepunkt zu stehen, aber keine Hand ist auch nur in der Nähe ihrer Genitalien. Also wirklich, Leute! Ich würde diese Szene gerne mit einem (von ihr oder ihm) wohl platzierten Finger-Vibrator sehen – ebenso wie eine echte Analsexszene, bei der das Gleitmittel reichlich fließt und Finger, Zunge und sogar Analplugs eingesetzt werden, um den Schließmuskel zu entspannen und zu weiten, bevor es zur Penetration kommt. (Glauben Sie mir: All dies geschieht jetzt hinter der Kamera.)

Den Scherz kennen Sie: Ja, der Prinz wird kommen – nur leider zu früh und die Prinzessin beim Countdown vor dem Abheben bei 1 hängen lassen. Warum verlassen sich Frauen – und Männer – in Sachen erotischer Erfüllung allein auf das symbolische Schwert des Prinzen, wenn es doch in ihrer Macht liegt, sich jederzeit selbst zum Abheben zu bringen?

Das liegt an den Generationen, die an den größten Orgasmus-Mythos von allen glauben: Intimität gehe über Orgasmen. Demnach wäre es Frauen lieber, ihrem Partner nahe zu sein, als zu kommen. Eine Studie, über die auf CNN im November 2006 berichtet wurde, behauptete als eine von vielen, dass es Frauen nicht nach Orgasmen, sondern nach Intimität verlange. Klingt das nicht wie eine Frau, die die Speisekarte weglegt und sagt: „Danke, für mich keinen Nachtisch. Mir reicht ein Biss von deinem"?

Frauen sind also zufrieden mit einem Stück von dem, was er bekommt? Das Echo seiner Ekstase? Macht es Frauen wirklich nichts aus, wenn nur er in Verzückung gerät? Ist Männern die Ungleichheit egal?

Ganz und gar nicht: Uns allen macht es etwas aus.

Frauen bestellen einen Nachtisch und kosten seinen noch dazu. Ist es nicht an der Zeit, dass sie auch ihren Anteil an Genuss und Vergnügen einfordern?

Seit mehr als 20 Jahren schreibe ich nun Sexratgeber-Kolumnen in Magazinen und Büchern. Ich habe tausende Frauen und Männer beobachtet und interviewt. Die wichtigste Frage der Frauen war und ist: „Wie kann ich beim Geschlechtsverkehr kommen?" Die wichtigste Frage der Männer war und ist: „Wie kann ich sie zum Höhepunkt bringen?"

Frauen ist das Thema wichtig. Männern ebenso.

So wichtig, dass alle paar Jahre große Studien die Unzufriedenheit in den Schlafzimmern erheben. Bis zu 70 % der Frauen kommen nicht zum Orgasmus, wenn „Liebe gemacht" wird oder es „zur Sache geht"; womit typischerweise Penetration gemeint ist. Etwa so viele berichten vom Libido-Verlust in langjährigen Beziehungen, v. a. Ehen. Auch Männer verlieren die Lust.

Manche Studien versteigen sich dazu, Frauen als „dysfunktional" zu bezeichnen, weil sie keinen Orgasmus erreichen und keinen Sex wollen. Ist es eine Störung oder eine passiv-aggressive Reaktion auf den sexuellen Status quo: Er kommt, sie vielleicht?

Frauen sind auf den Mythos „Intimität über Orgasmus" hereingefallen, dem Mann ist es nicht besser ergangen. Er sollte etwas leisten, zu dem er kaum in der Lage ist, egal wie „gut" er im Bett sein mag: sie allein kraft seines Penisses zum Höhepunkt zu bringen. Das setzt ihn unter Leistungsdruck; sein spezielles Sexproblem, das sich mit ihrem ergänzt.

In den 1970ern hatten junge Baby-Boomerinnen eine Botschaft an ihre Männer: Cunnilingus. Viele haben die Botschaft verstanden. Cunnilingus wurde nicht nur ein akzeptierter Teil des sexuellen Spiels, sondern ein bevorzugter Weg, Frauen einen Orgasmus vor seinem Eindringen zu verschaffen, bei dem er dann kommt. 2004 wiederholte Ian Kerner die Botschaft für eine neue Männergeneration mit dem Buch *She Comes First**. In der Einleitung schreibt er, dass ihn seine eigenen Probleme mit vorzeitiger Ejakulation inspiriert hätte. (Das Folgebuch? *He Comes Next**.)
Ich liebe Ian und sein Buch, ich wünschte nur, die Leser könnten die Frohbotschaft vom Beglücken

* *She Comes First* (wörtl. Sie kommt zuerst) ist auf Deutsch unter dem Titel *Mehr Lust für sie. Was Frauen beim Sex verrückt macht* erschienen. *He Comes Next* (wörtl. Er kommt als Nächster) analog dazu unter dem Titel *Mehr Lust für ihn: Was Männer beim Sex verrückt macht.* Anm. d. Übers.

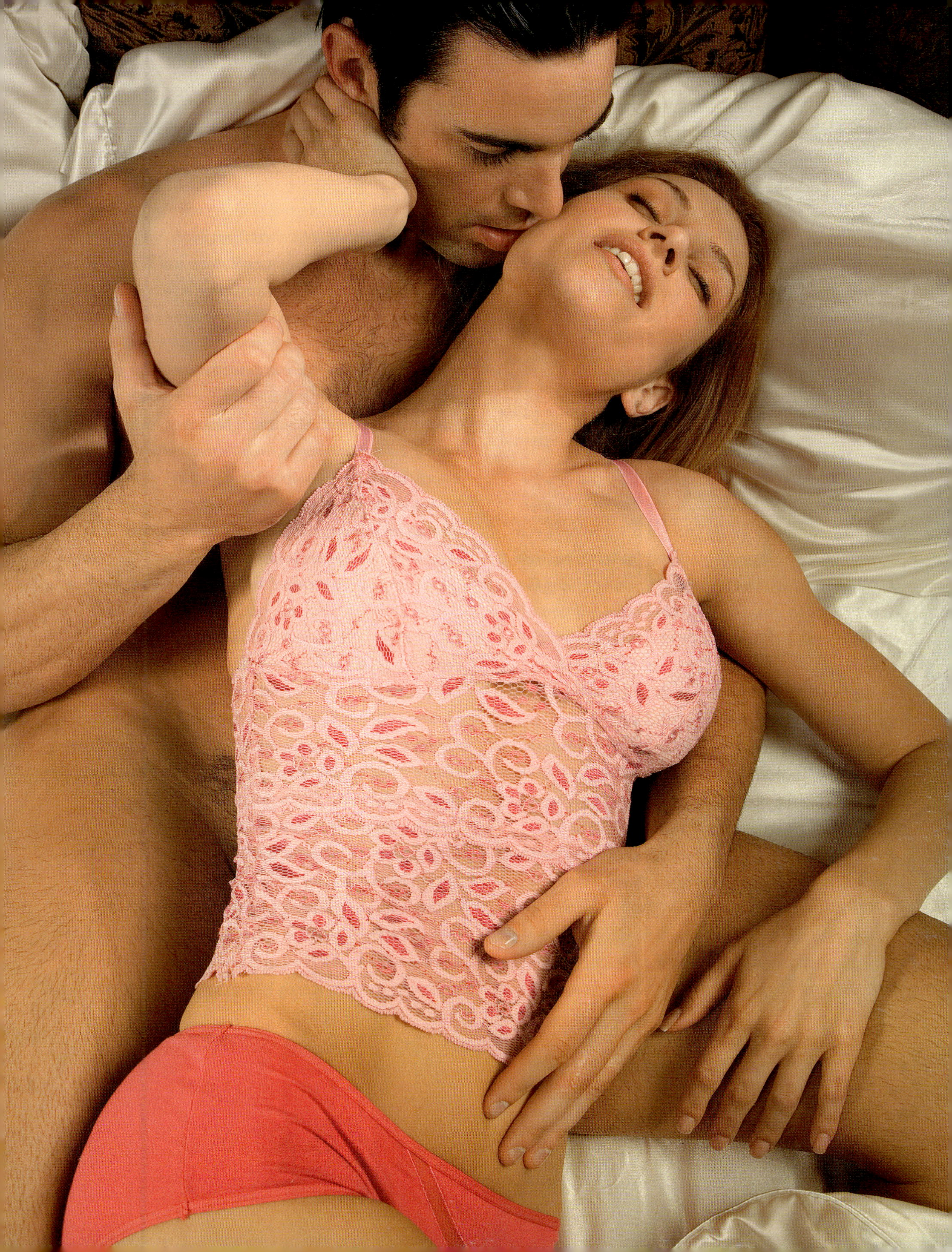

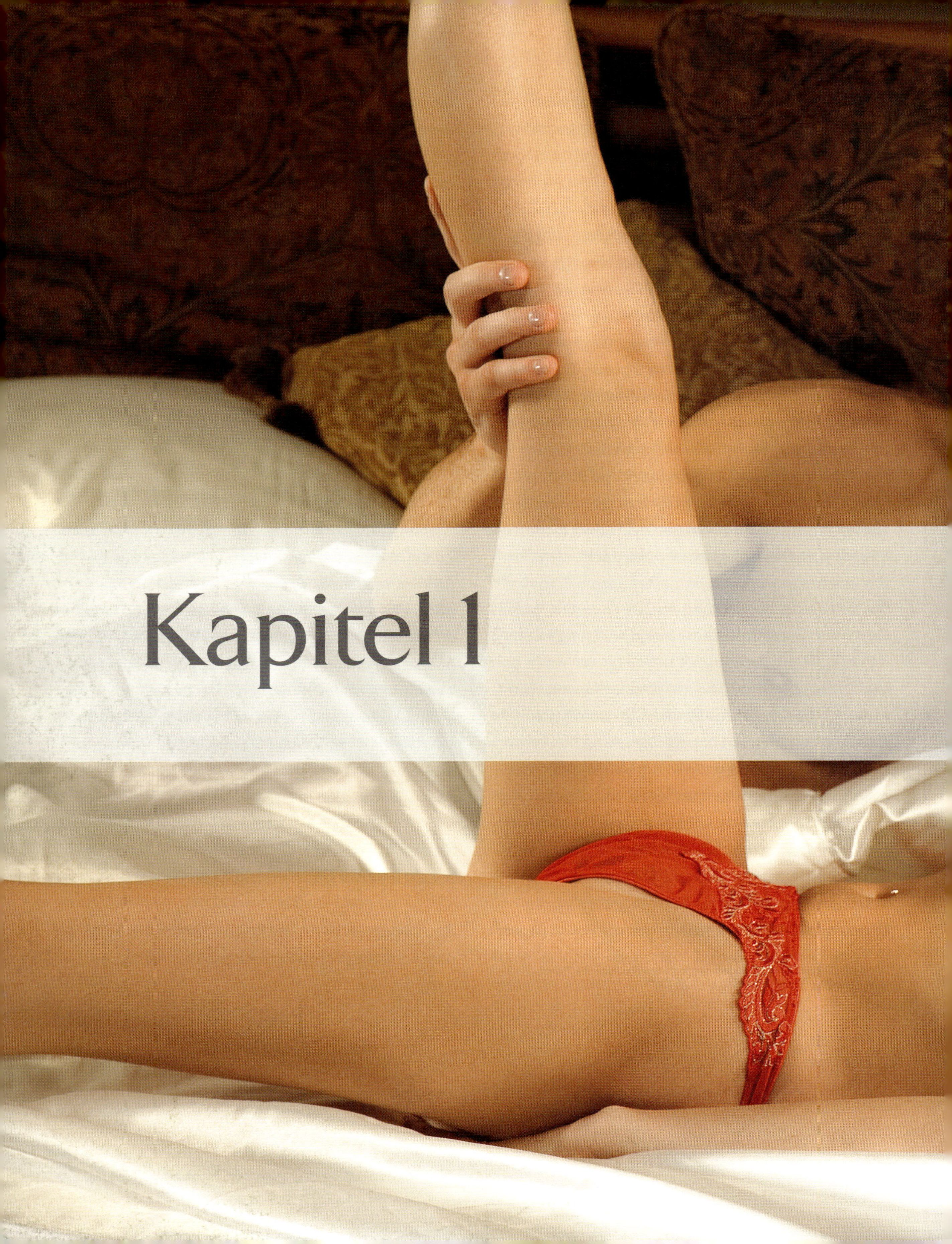

Kapitel 1

Unersättliche Körper

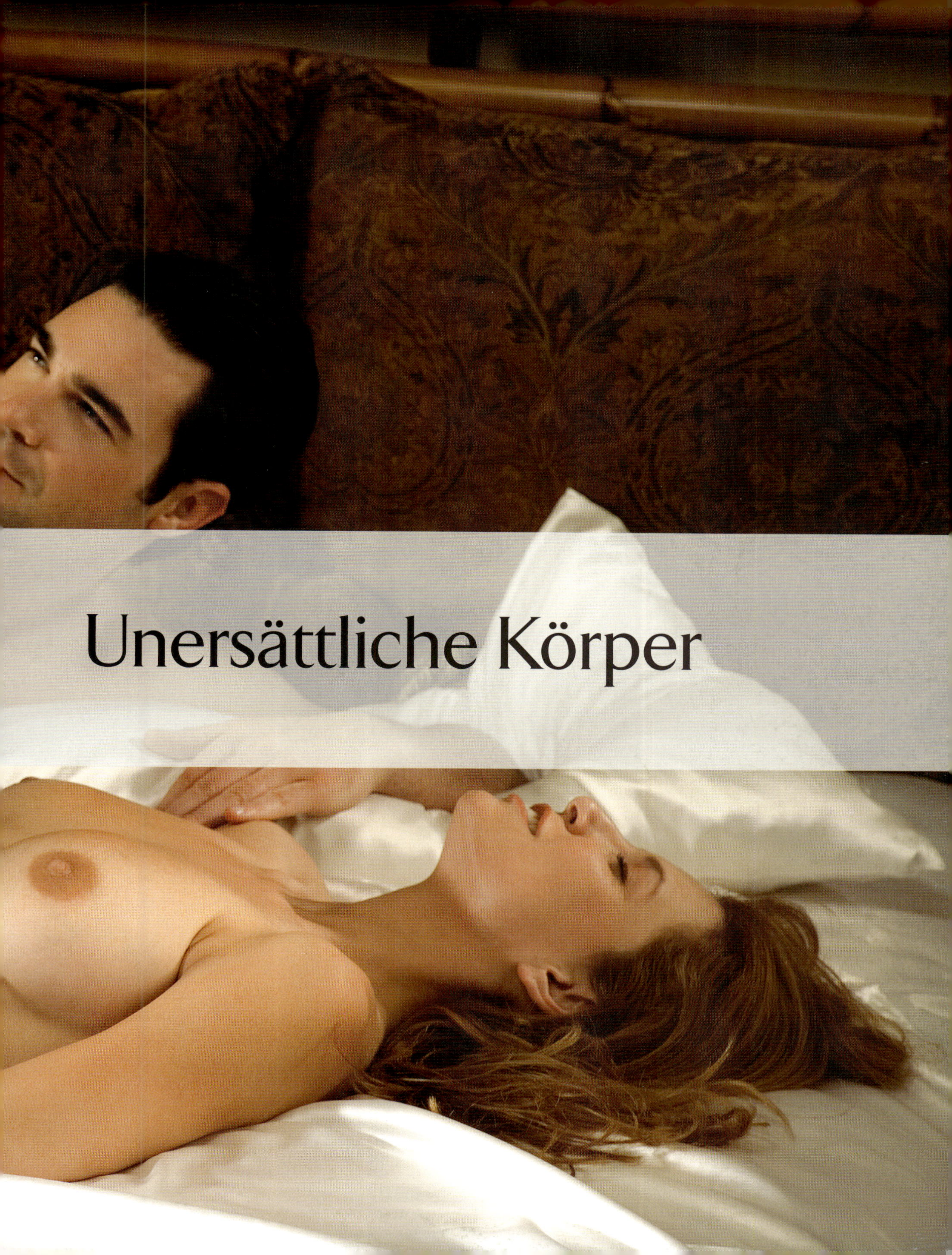

Ernährung, Fitness und ein Leben voll Lust

Ein regelmäßiges Fitnessprogramm verbessert das Sexleben und erhöht die Chance auf Orgasmen – und Forschungen haben gezeigt, dass Orgasmen gut für die Gesundheit sind. Keine wirklich neue Erkenntnis.

Die große Chicago-Studie von 1999* ergab, dass 43 % der Frauen von „sexuellen Problemen" betroffen sind.

Zu diesen Problemen gehörten die großen Drei:

- Mangelndes Verlangen
- Schwererregbarkeit
- Unfähigkeit zum Orgasmus

Studien an der University of Texas in Austin kamen jedoch zu dem Ergebnis, dass Frauen mit geringer Erregbarkeit, die sich 20 Minuten körperlich betätigten (schnelles Walken, Joggen, Hometrainer) sowohl ihre Erregbarkeit als auch ihr Verlangen steigern konnten.

Für ihn ist es, will er sein Lustleben erhalten, ebenso wichtig, in Form zu bleiben. Jenseits der 40 braucht der Penis des Mannes die Unterstützung durch einen trainierten Körper. Exzessives Trinken und Rauchen, Gewichtsprobleme und Bluthochdruck sind wie Gewichte am Ende des Penis, die ihn nach unten drücken. Viagra und Cialis können helfen, hinterlassen aber eine vielsagende Röte im Gesicht – und eine völlig natürliche Ekstase ist ohnedies nicht zu überbieten.

* National Health and Social Life Survey – Nationale Erhebung über Gesundheit und Sozialleben, Anm. d. Übers.

Die Historie der Hysterie

Ärzte von Hippokrates bis Freud sangen das Loblied von der Kraft der Orgasmen und brachten sogar Patientinnen zum Klimax, um eine ganze Reihe von Krankheiten zu behandeln – allen voran die so genannte „Hysterie". Im alten Ägypten und im antiken Griechenland nahm man an, Hysterie entstehe durch Mangel an Sex, nur suchte man zur Behandlung keinen Arzt auf.

Tatsächlich wurde der Vibrator 1880 als medizinisches Gerät für die Genitalmassage von Patientinnen eingeführt, um den Ärzten die schwierige Aufgabe zu erleichtern, dies per Hand zu erledigen. Falls Sie sich jemals gewundert haben, warum so viele weibliche Charaktere in viktorianischen Romanen zur Hysterie neigen: Jetzt wissen Sie es.

Mit dem Aufstieg der Psychologie zu einer respektierten Wissenschaftsdisziplin verwandelte sich die „Hysterie" in „Frigidität" und dann in „feminine sexuelle Dysfunktion", kurz FSD. Zahlreiche Studien der letzten Jahre haben von einer großen Anzahl funktionsgestörter Frauen berichtet.

Regelmäßiges Stretching sorgt für geschmeidigere und flüssigere Bewegungen.

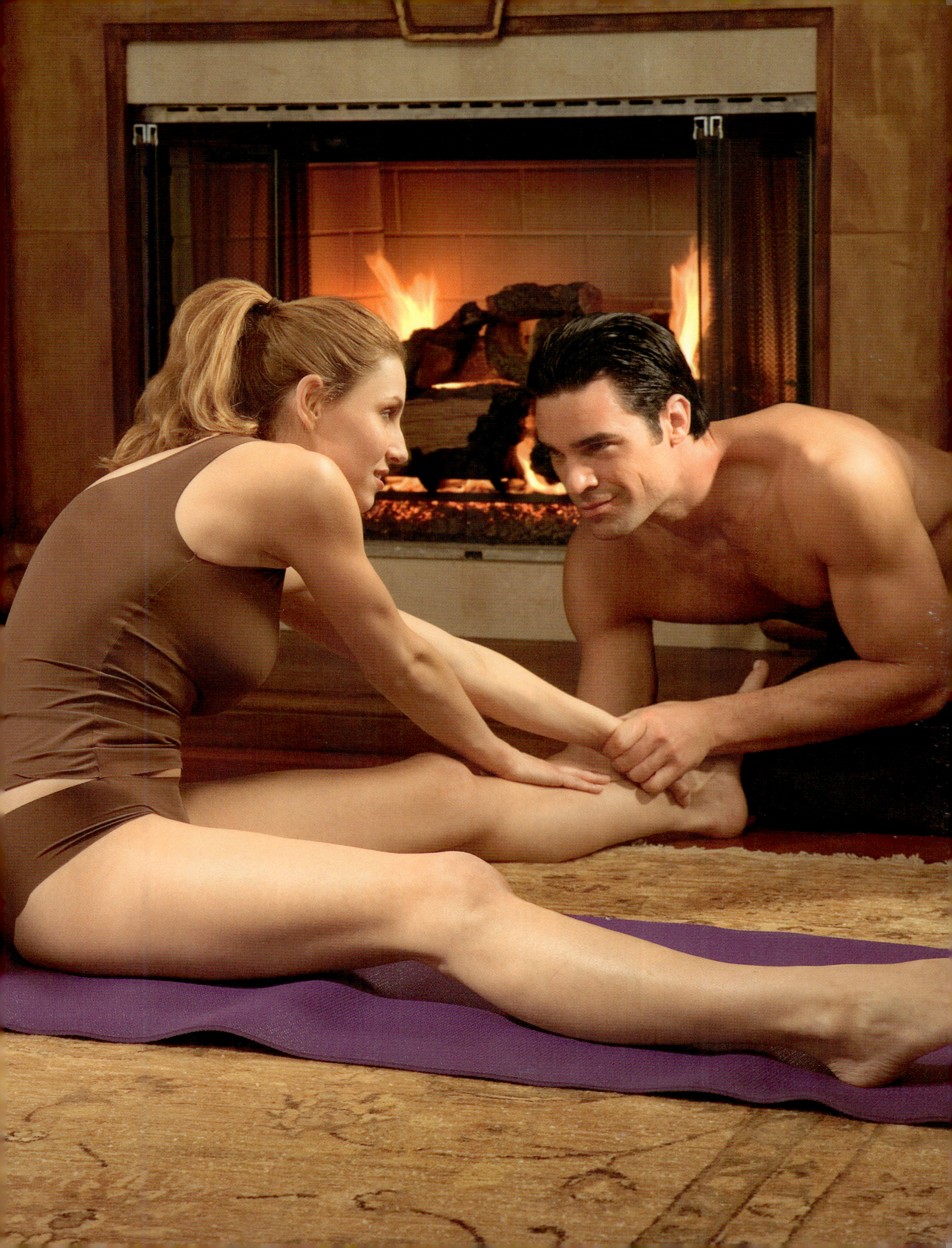

Orgasmus und Gesundheit

Hunderte von Untersuchungen haben bestätigt, dass Orgasmen gesund sind.

Hier einige Highlights:

- Eine amerikanische Studie forschte über Männer in den mittleren Jahren und fand einen wahrscheinlichen Zusammenhang zwischen einer (großen) Menge an Sexualhormonen im Körper und einem (geringen) Risiko von Herzerkrankungen.
- Eine israelische Studie gelangte für Frauen dieser Altersgruppe zu ähnlichen Resultaten.
- Einige kürzlich durchgeführten Forschungen vermuten, dass das Sexhormon Oxytocin eine Rolle bei der Brustkrebsprävention spielen könnte.
- Eine amerikanische Studie erhob, dass Frauen, die vor dem Schlafen einen Orgasmus hatten, um 57 % weniger Schlafschwierigkeiten hatten als die orgasmuslose Vergleichsgruppe.
- Etliche Studien weltweit wissen von der schmerzstillenden Kraft des Orgasmus zu berichten.

Lusttöter

Beachten Sie, dass das hier Aufgelistete Ihre Lust töten wird – und die Ihres Partners:

- Übermäßiges Essen
- Sehr viel Alkohol
- Rauchen
- Drogen, sowohl Genussmittel als auch einige verschreibungspflichtige Medikamente, insbesondere Antidepressiva und Mittel gegen Bluthochdruck
- Fettleibigkeit
- Mangelnde Hygiene und Ungepflegtheit

TIPP

Yoga eignet sich gut zum Dehnen und Entspannen und um mit der eigenen Sexualität in Kontakt zu kommen. Wie wäre ein Yogakurs mit Ihrem Partner? Oder besorgen Sie sich ein Praxisbuch. Üben Sie die Positionen Seite an Seite oder einander zugewandt. Wenn Sie es intensiver wollen, ohne gegeneinander anzutreten wie z. B. im Tennis, versuchen Sie es mit schnellem Walken oder Joggen – während Sie sich über die kommenden Bettfreuden unterhalten.

Gemeinsame Übungen werden Ihre Wahrnehmung des Körpers Ihres Partners schärfen.

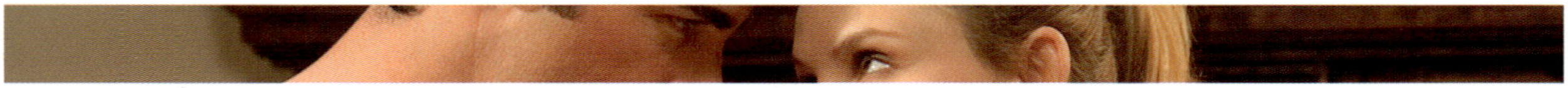

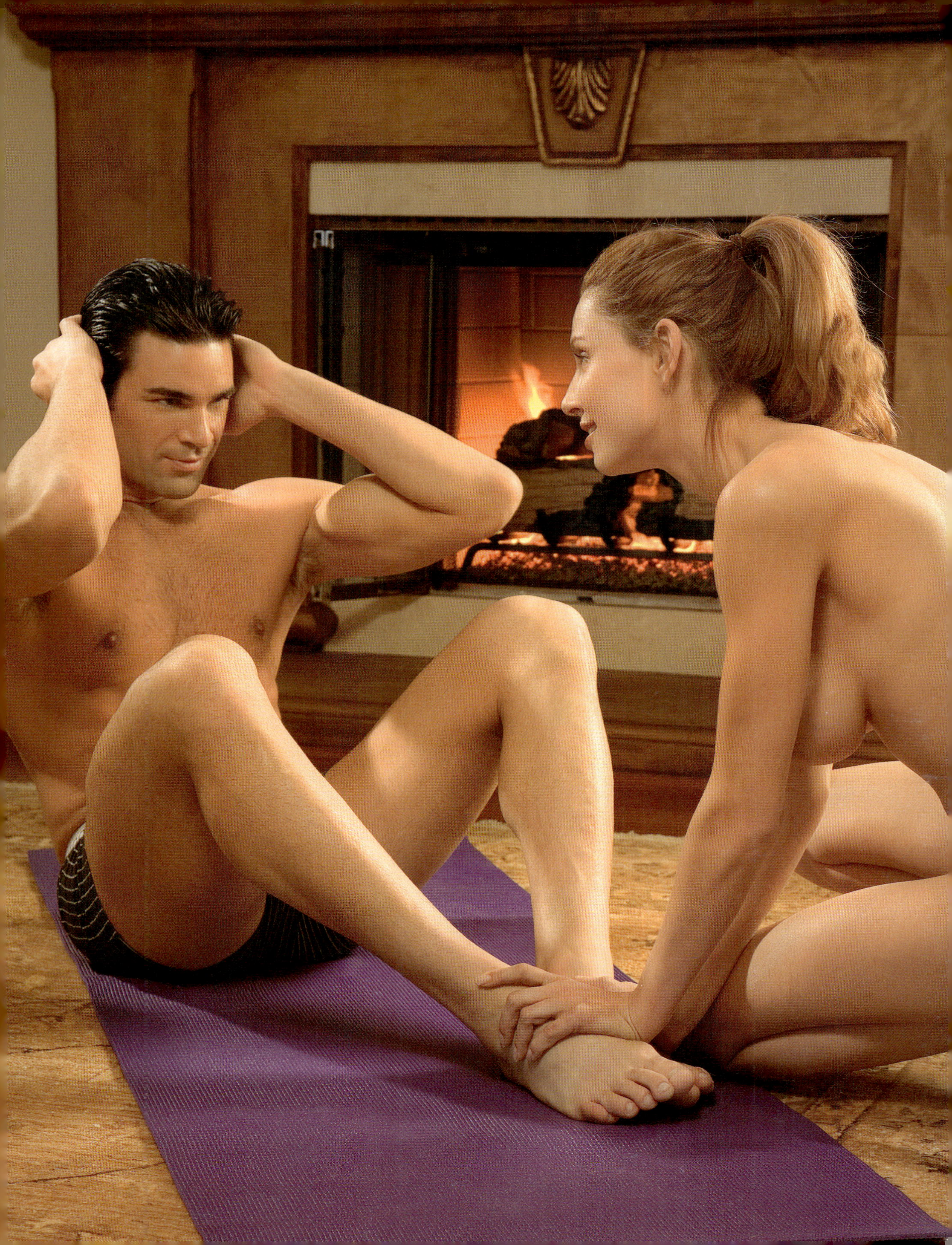

Unerlässlich: Kegeltraining*

Sie können kein erfülltes Sexleben mit einer schwachen Beckenbodenmuskulatur haben. Das ist schlicht unmöglich. Sie werden seinen Penis nicht so fest umklammern können, wie Sie das wünschen, wenn er in Ihnen ist. Sie werden die Fähigkeit, schneller, länger und heftiger zu kommen, nicht haben. Ohne diesen entscheidenden Muskel nach einer Geburt zu trainieren, wird die sexuelle Tonisierung ausbleiben. (Und glauben Sie, so viele Frauen würden Erwachsenenwindeln brauchen, wenn sie stärkere Beckenbodenmuskeln hätten?)

Überspringen Sie diesen Abschnitt nicht. Trainieren Sie Ihre Beckenbodenmuskeln. Es ist entscheidend für Ihr Sexleben und gar nicht so schwer. In der Schlange stehen, fahren, ein Buch lesen, fernsehen – jederzeit Trainingszeit. Und ja, auch er braucht einen starken ***musculus pubococcygeus*** (PC) – für längere Erektionen und bessere Kontrolle seiner Ejakulation.

So geht's: Der PC ist ein mattenartiger Muskel, der vom Scham- bis zum Steißbein reicht und den Boden der Beckenhöhle bildet. Lokalisieren Sie Ihren PC, indem Sie das Urinieren unterbrechen und fortsetzen. Sobald Sie ihn gefunden haben, beginnen Sie mit einer kurzen Kegelfolge und setzen Sie mit einer langen Kegelfolge fort.

* Beckenbodentraining wird nach seinem Erfinder Dr. Arnold H. Kegel (1894–1981) auch Kegeltraining genannt. Anm. d. Übers.

Kurze Kegelfolge

Spannen Sie den Muskel 20-mal an, etwa einmal pro Sekunde. Atmen Sie ruhig, während Sie nur den Muskel rund um Ihre Genitalien (inklusive Anus) anspannen, nicht Ihren Gesäßmuskel. Drücken Sie beim Lösen nicht nach unten; lassen Sie einfach los.

Machen Sie zwei Durchgänge à 20 Wiederholungen zweimal täglich. Arbeiten Sie sich Schritt für Schritt zu zwei Durchgängen mit 75 Wiederholungen täglich vor.

Lange Kegelfolge

Halten Sie die Muskelspannung für etwa drei Sekunden. Entspannen Sie zwischen den Kontraktionen. Arbeiten Sie sich zu Spannungs- bzw. Entspannungsphasen von je zehn Sekunden vor. Fangen Sie auch hier mit 20 Wiederholungen an und steigern Sie sich auf 75.

Sobald Sie in der Kombination des kurzen und des langen Ablaufs 300 Kontraktionen täglich schaffen, sind Sie bereit, auch den Ausstoß zu üben.

Der Ausstoß

Nach dem Lösen der Kontraktion stoßen Sie sanft nach unten und außen, als ob Sie mit Ihrem PC-Muskel eine Darmbewegung vollführen würden. Ich sagte sanft. Es ist ein langsames Lösen der Muskelspannung, mit leichter Druckausübung nach unten (außen).

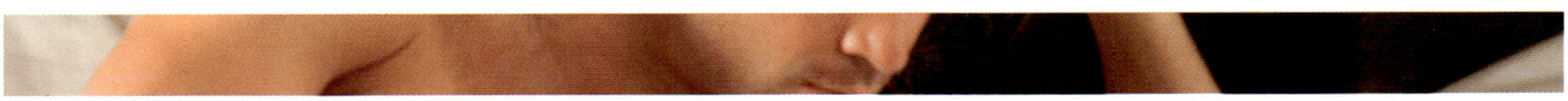

Wenn Sie den Ausstoß können, üben Sie Sequenzen, die diesen mit Kurz- und Langfolgen kombinieren. Nach 6 Wochen mit täglich 300 Wiederholungen sollten Sie über einen gut trainierten PC verfügen; für den Statuserhalt reichen dann mehrere 150er Sets wöchentlich.

Kegel-Trainingsgeräte

PC-Muskel-Geräte, wie Candida Royalles kleine Hantel*, bringen spaßige Abwechslung. Sie ziehen sich die Hantel mit Ihrem PC in die Vagina und stoßen Sie so auch wieder aus. Rein, raus. Ganz einfach. Jetzt versuchen Sie es mit einem Vibrator und dann mit einem Penis.

* Natural Contours® Energie™, Anm. d. Übers.

ECHT GESAGT

„Das Kegeltraining bewirkt alles, wofür es so gerühmt wird. Ein Plus für mich: Ich werde scharf dabei. Wenn ich meinen PC trainiere, während ich mit Gewichten im Fitnesscenter arbeite, erregt mich das so, dass meine Nippel hart werden. Ich kann es nicht erwarten, nach Hause zu meinem Mann zu kommen."

–Caitlin, 32

„Ganz klar bedeutet ein Orgasmus weit mehr als ein paar kurze Momente neuropsychologischer Erlösung, wie die klinische Definition lautet ... Orgasmen erfreuen und verwirren uns auf eine Weise, die die Biologie transzendiert."

–Nina Hartley, Sex mit Nina: Der ultimative Guide

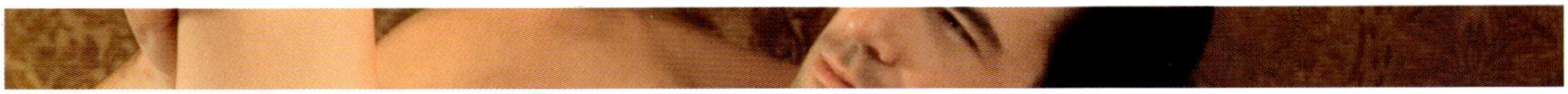

Für sie: Sex-Aerobic

Sex-Aerobic ist genau darauf abgestimmt, die sexuelle Energie durch gezieltes Training zu steigern und die Orgasmen zu verbessern. Das Sechs-Stufen-Programm entwickelt die Flexibilität des Beckens, steigert Sexbewusstsein und Libido und verbessert die allgemeine Fitness; im Grunde ist Sex-Aerobic ein Workout-Programm, das sich auf die Beckenregion konzentriert. Dazu kommt noch eine Sexmeditation. Die von Gymbox in London entwickelte Sex-Aerobic ist intensiv, aber einfach zu erlernen, und hilft Ihnen, F.A.S.T.E.R. (flexibel, agil, standhaft, tonisiert, erheblich ausdauernder und rhythmisch) zu werden.

Stufe 1: Flexibleres Becken, erotischere Wahrnehmung

Aufwärmen: Beginnen Sie mit Ihrem Lieblingstraining (Jazz Dance, Rad fahren, Laufband ...) und üben Sie 10 min. Dabei visualisieren Sie Sexfantasien, eine erotische Begegnung oder konzentrieren einfach sexuelle Energie auf Ihre Genitalien.

Stufe 2: Intensivierung plus Beckenübungen

Schalten Sie einen Aerobic-Erotik-Gang höher durch folgenden Zusatz:

Der heiße Hüftschwung: Stellen Sie sich nach dem Aufwärmen mit etwas über schulterbreit gegrätschten Beinen, leicht gebeugten Knien und vorgerecktem Becken hin. Legen Sie Ihre Hände an die Taille. Imaginieren Sie erotisches Feuer, das sich von den Fingerspitzen über den Nabel ins Becken ausbreitet. Schwingen Sie die Hüften, schön intensiv, gegen den Uhrzeigersinn nach rechts, vorne, links und hinten. Bewegung nach vorne: Einatmen, PC anspannen; nach hinten: ausatmen, entspannen. Nach einem Dutzend geschmeidiger Kreise das Ganze noch einmal, im Uhrzeigersinn.

Fügen Sie nun hinzu:

Die lüsterne Katze: Lassen Sie sich auf alle viere nieder. Verlagern Sie das meiste Gewicht auf die Arme, der Hintern ist hochgestreckt. Wiegen Sie Ihr Becken – entweder links-rechts oder vor-zurück – für 1–3 min. Dann bewegen Sie sich langsam durch den Raum wie eine rollige Katze: der Bauch knapp über dem Boden. Senken Sie den Kopf nahe zum Boden und ahmen Sie eine Katze nach, die vergossene Milch aufleckt; dann langsam wieder hoch. Das lockert verspannte Schultermuskulatur und ermöglicht der sexuellen Energie, frei entlang der Wirbelsäule zu fließen. Bei der Abwärtsbewegung einatmen und den PC spannen, aufwärts ausatmen und entspannen. Bewegen Sie sich mal schnell, mal langsam, und passen Sie die PC-Muskelbewegung und Ihren Atemrhythmus dem jeweiligen Tempo an. Machen Sie die lüsterne Katze für 3 bis 5 Minuten.

ECHT GESAGT

„Ich gehe sinnlicher, freier und lockerer, und so bewege ich mich jetzt auch im Bett. Mir war nicht bewusst, wie viele Spannungen ich in diesem Teil meines Körpers hatte, bevor ich mit Sex-Aerobic begann."

–Jennie, 37

Beckendrehungen stärken den PC-Muskel und öffnen Ihren Körper für intensivere Orgasmen.

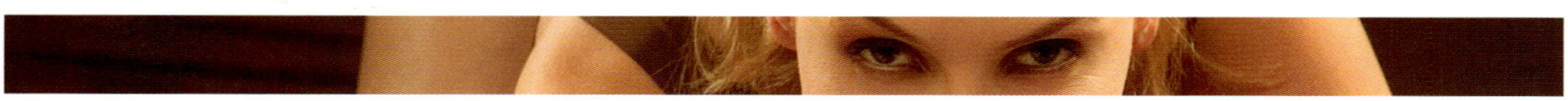

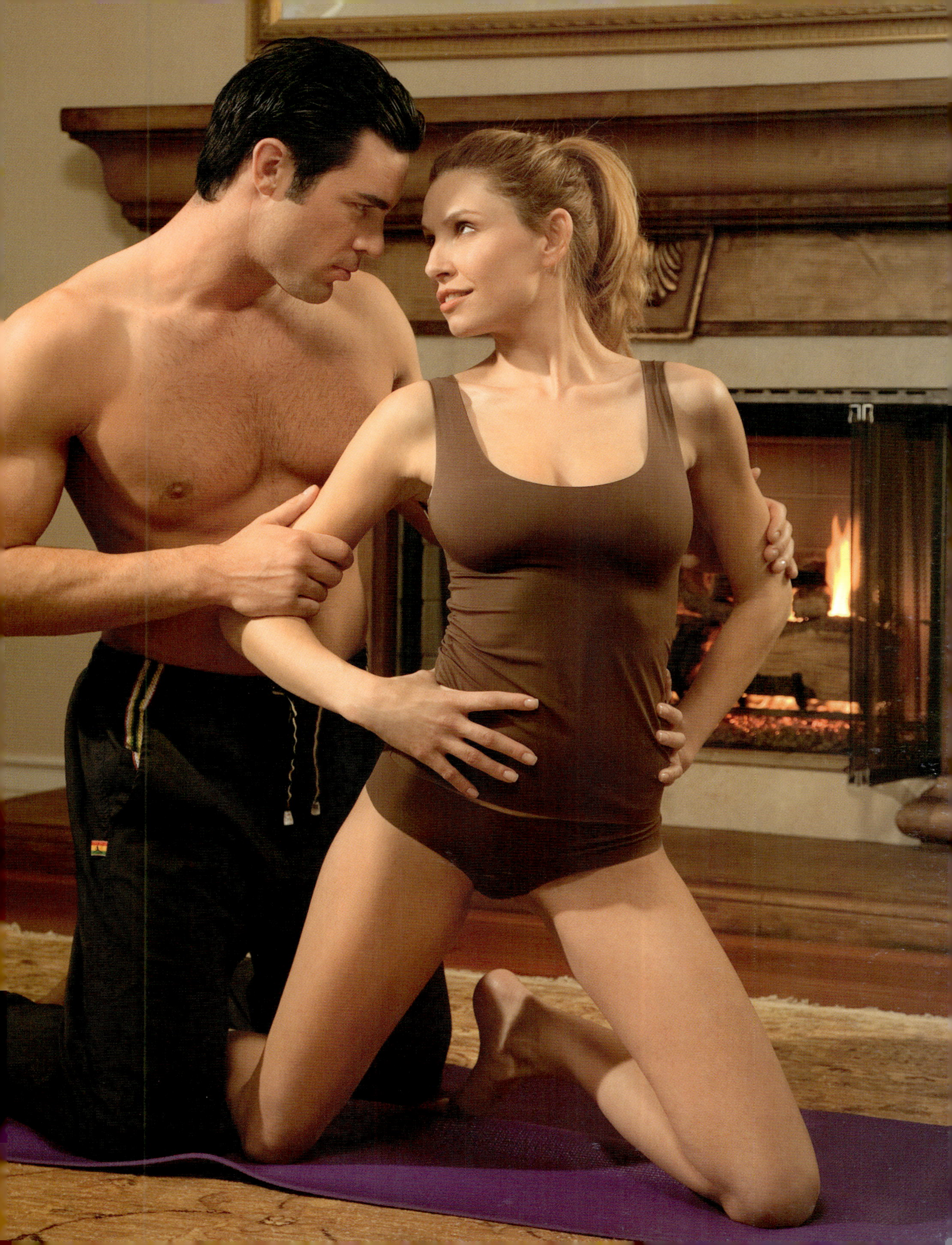

Stufe 3: Mehr Sexbewusstsein

Mit dieser Übung werden Sie sich sexuell lebendig fühlen und Ihren Körper bewusster wahrnehmen, noch lange nach dem Training. Wie andere Yogaübungen setzt auch die lüsterne Katze zugleich Energie frei und löst Spannungen. Die folgende Bewegung kombiniert gezielt Entspannung und PC-Muskel-Arbeit.

Die hungrige Löwin: Lassen Sie sich auf alle viere nieder. Lehnen Sie sich vorwärts, sodass die Brust dem Boden nahe kommt (nicht berühren); der Hintern ist hochgestreckt. Bewegen Sie – nur – Ihr Becken 1–3 min kräftig vor und zurück; Brust und Rücken bleiben locker. Dann die Beckenmuskeln entspannen und das Gewicht sprunghaft nach vorne verlagern, wie eine hungrige Löwin, die ihr Männchen wittert. Dabei einatmen und die Hinterbacken etwas anspannen. Verlagern Sie nun das Gewicht wieder mehr auf die Knie als auf die Arme, atmen Sie aus und entspannen Sie Ihr Becken und Ihre Backen. Wiederholen Sie diesen Bewegungsablauf für 1 oder 2 Minuten.

Stufe 4: Gesteigerte Sexual-Energie und Libido

Kehren Sie zu einer tänzerischen Routine-Aerobicübung zurück und versehen Sie sie mit einem „Kick" (siehe unten). Normales Tanzen, selbst wenn es nur zwei-, dreimal die Woche für 10 bis 15 Minuten gemacht wird, weckt Ihr Interesse an Sex und ist zugleich ein gutes Allgemeintraining.

Kick-Tanz: Tanzen Sie zu Ihrer Musik und in Ihrem Stil, aber fügen Sie Stöße hinzu, so oft und so hoch es geht. Auch Jazzdance eignet sich. Wenn Sie ein Tanzneuling sind, fangen Sie mit behutsamen Stößen an, um keine Verletzung zu riskieren, und steigern Sie sich langsam. Beginnen Sie mit 5- und arbeiten Sie sich zu 15-Minuten-Einheiten vor, wenn es Ihre Zeit erlaubt.

Stufe 5: Tantra-Technik

Nützen Sie die Entspannungsphase nach dem Training – und die ganze freigesetzte sexuelle Energie –, um eine neue Sextechnik zu erlernen: das Verteilen oder Ausweiten des Orgasmus.

Ausweitung des Orgasmus: Masturbieren Sie mit einem Vibrator oder Ihrer Hand. Sobald Sie sehr erregt sind, setzen Sie Ihre andere Hand ein, um die Vulva, die Innenseite der Oberschenkel und die Leisten sanft zu massieren. Stellen Sie sich dabei vor, wie Sie Ihre Erregung in Ihrem ganzen Beckenbereich verteilen. Massieren Sie sich während des Höhepunkts weiter, verteilen Sie den Orgasmus in Ihrer Vorstellung im ganzen Körper. Stimulieren Sie nach dem Klimax weiter Ihre Genitalien. Sie werden fühlen, wie der Orgasmus sich noch mehr ausweitet; wahrscheinlich werden Sie einen oder mehrere (schwächere?) Nach-Orgasmen erleben. Manche Frauen berichten, sie würden den Orgasmus tatsächlich von den Haarspitzen bis zu den Fußsohlen spüren.

Stufe 6: Sex-Meditation

Schließen Sie Ihre Augen, atmen Sie tief und langsam. Fokussieren Sie Ihren Geist auf die sexuelle Erfahrung, die Sie gerade gemacht haben. Fügen Sie nun Ihren Mann zu diesem Bild hinzu. Stellen Sie sich vor, wie Sie die neuen Techniken mit ihm praktizieren.

Die Hüften in der Position „hungrige Löwin" zu wiegen lädt Ihren Beckenbereich sexuell auf.

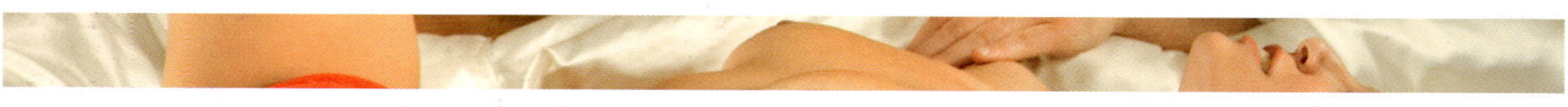

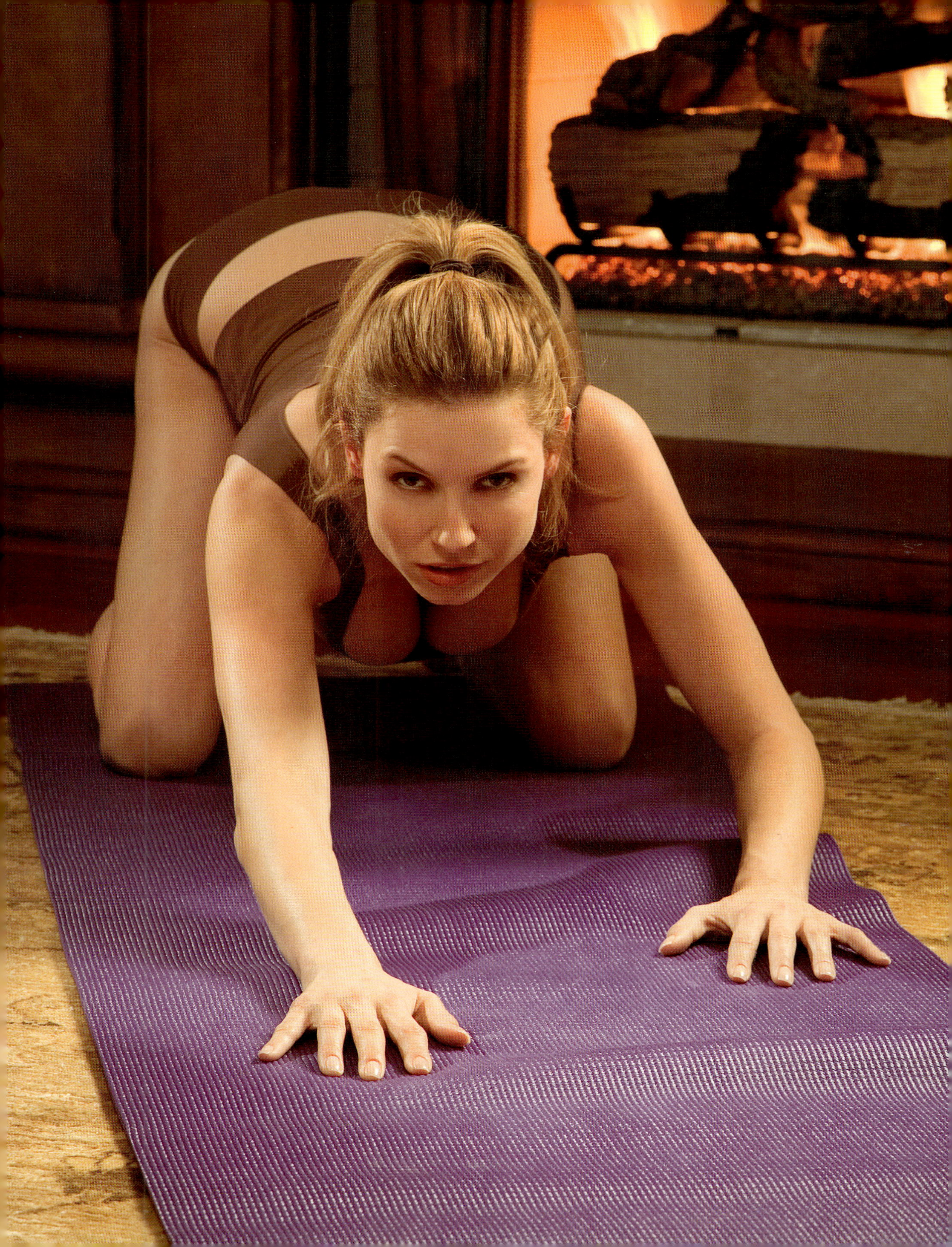

Für beide: Kundalini-Yoga

Als Kundalini bezeichnet man eine Zone sexueller Energie in Ihrem Körper. Häufig wird sie als Schlange in dreieinhalb Windungen dargestellt, die ihren Schwanz in ihren Fängen hält. Manche Experten sagten mir, sie befinde sich im Rücken, ein umgedrehtes Dreieck unterhalb der Taille, mit der Spitze am Steißbein. Anderen zufolge sei der Sitz der Kundalini das Nabelchakra, von oberhalb der Genitalien bis ca. 5 cm unterhalb des Nabels. Jeder echte Yogi würde sagen: Finden Sie es selbst heraus. Ob Sie es im Rücken oder im Bauch fühlen – konzentrieren Sie sich darauf, dass die Schlange sich streckt und ihre Energie in die Sexualorgane gelangt. Ihre Kundalini und Ihr PC-Muskel werden Sie an Orte bringen, von denen Sie nie gedacht hätten, dass Sie sie erreichen könnten.

Im Gegensatz zu anderen Yogadisziplinen erfordert Kundalini-Yoga keine Einnahme vorgegebener Körperhaltungen. Stellen Sie sich einfach mit schulterbreit geöffneten Beinen hin, die Knie leicht gebeugt, den Blick gesenkt.

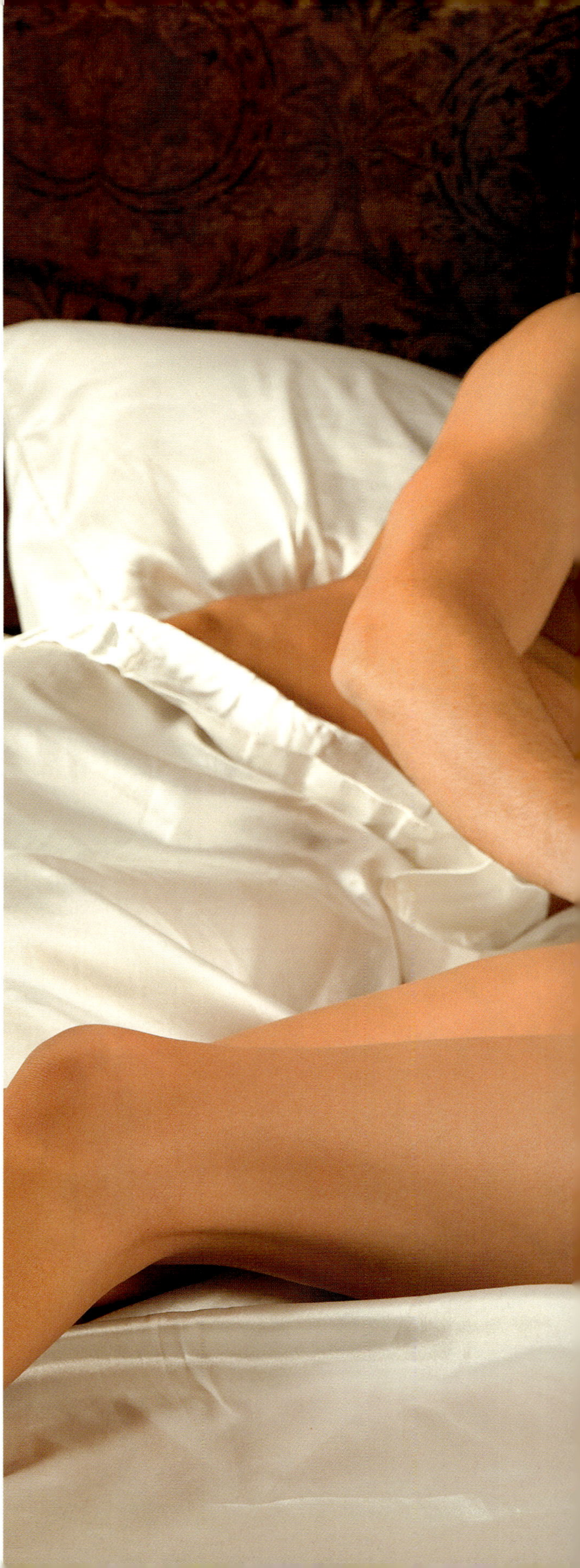

Streicheln Sie den Beckenbereich Ihres Partners sanft, aber bestimmt, um das Nabelchakra zu öffnen und die sexuellen Kraftzentren zu stimulieren.

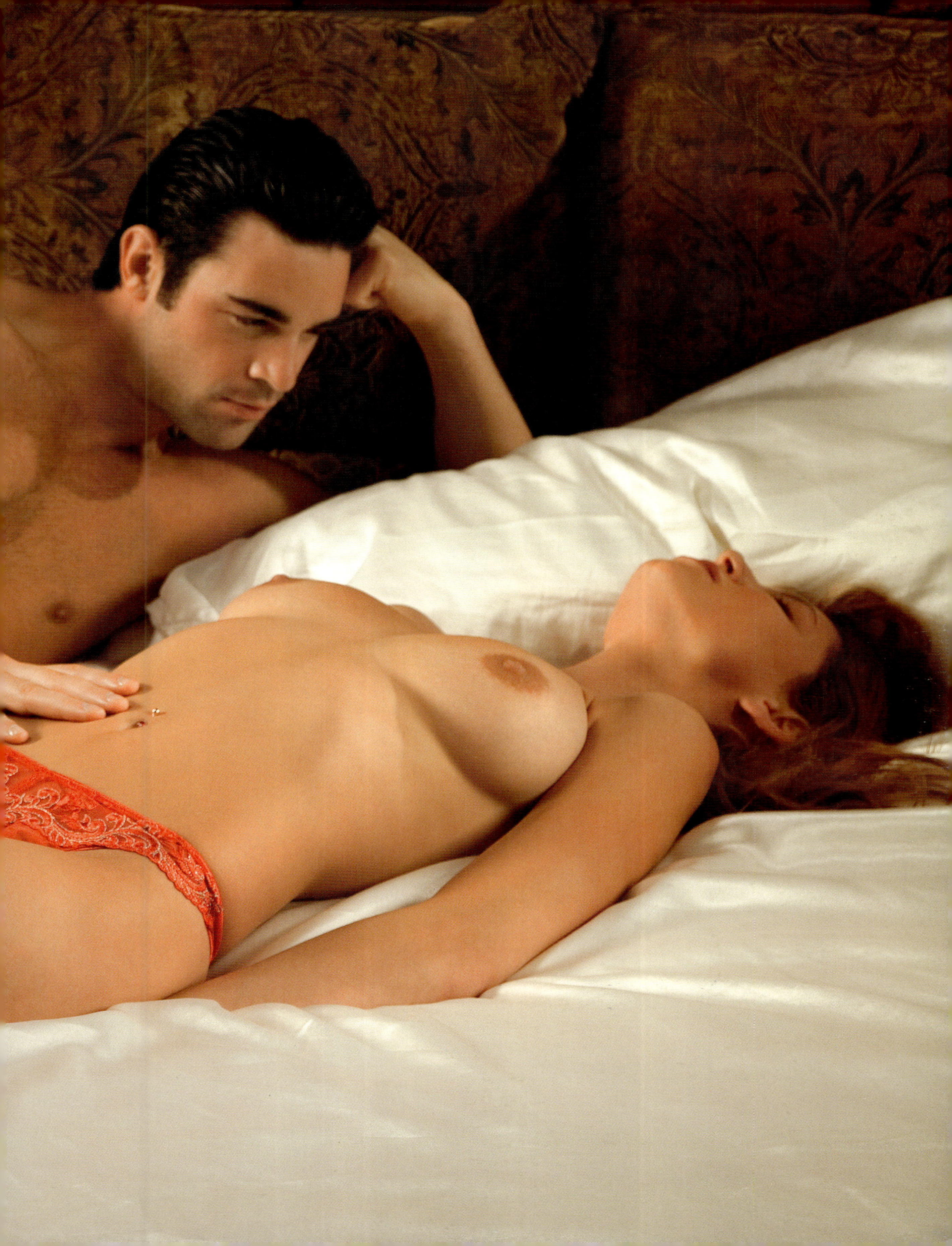

Befreiung der Kundalini-Energie: Atmen Sie betont aus. Imaginieren Sie, wie Sie mit jedem Ausatmen tiefer in dem Sitz Ihrer Kundalini versinken. Schließen Sie die Augen. Heben Sie beim Einatmen den Kopf und spüren Sie, wie die Kundalini-Energie steigt. Die Hände baumeln locker an den Seiten. Mit dem Ausatmen sinkt der Kopf wieder nach unten. Atmen Sie weiter in dieser Form und lassen Sie Ihren Körper die Bewegungen ausführen, zu denen es ihn drängt. Fühlen Sie die Kraft und passen Sie sich ihrem Fluss an.

Üben Sie die Befreiung der Kundalini-Energie Seite an Seite oder einander gegenüber. Praktizieren Sie nun einfaches Partner-Yoga, das Sie beide sexuell energetisieren wird.

Verbindung der Energien: Blicken Sie einander an und atmen Sie in einem Rhythmus: Atmen Sie ein und aus zur selben Zeit. Heben Sie Ihre Arme und legen Sie sie um Ihren Partner, zunächst ohne ihn zu berühren. Halten Sie ihn dann locker an den Schultern und atmen Sie für einige Minuten gemeinsam. Fühlen Sie, wie die sexuelle Energie von einem Körper in den anderen pulst.

Heben der Energien: Fassen Sie einander an den Händen, auf Armeslänge getrennt. Hüpfen Sie sachte gemeinsam. Dann hocken Sie sich gemeinsam auf den Boden; auf den Fußballen ruhend, wiegen Sie sich sanft, wobei Sie sich über die verbundenen Hände gegenseitig stützen. Fühlen Sie, wie sich die Kundalini-Energie in Ihren Körpern entfaltet. Erheben Sie sich nun langsam; die Energie wird sich in Ihnen und mit Ihnen heben. Wiederholen Sie die Auf- und Abbewegung im Rhythmus. Achten Sie nach einigen Malen auf den gemeinsamen Atem. Wiederholen Sie ein paar Mal.

TIPP

Wenn Sie das Kundalini-Yoga tiefergehend erforschen wollen, ist es besser, persönlichen Unterricht zu nehmen, als nur auf ein Buch zu vertrauen. Die Kombination von physischen und mentalen Übungen dient der Verbindung von Körper und Geist. Die Basistechniken sind Positionen mit gekreuzten Beinen, strikte (meist aufrechte) Haltung der Wirbelsäule, erotischer Gebrauch des Atems und geistige Konzentration (auf den Atem oder ein Mantra).
Die regelmäßige Kundalini-Praxis kann, wie Studien gezeigt haben, den Blutdruck senken, die Pulsrate normalisieren und zur Muskelentspannung beitragen. Manche Therapeuten beziehen (Kundalini)-Yoga in ihre Behandlung von Patienten ein, insbesondere bei jenen, die unter Zwangsstörungen leiden.

Atmen Sie für einige Minuten gemeinsam. Berühren Sie einander leicht, um zu erleben, wie die sexuelle Energie von einem Körper zum anderen pulst.

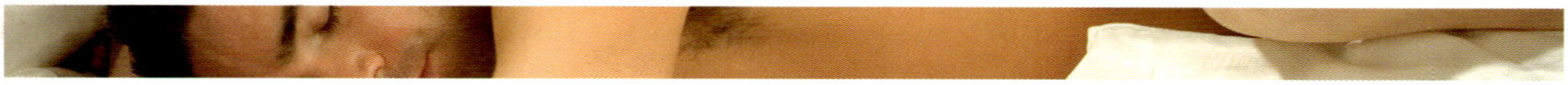

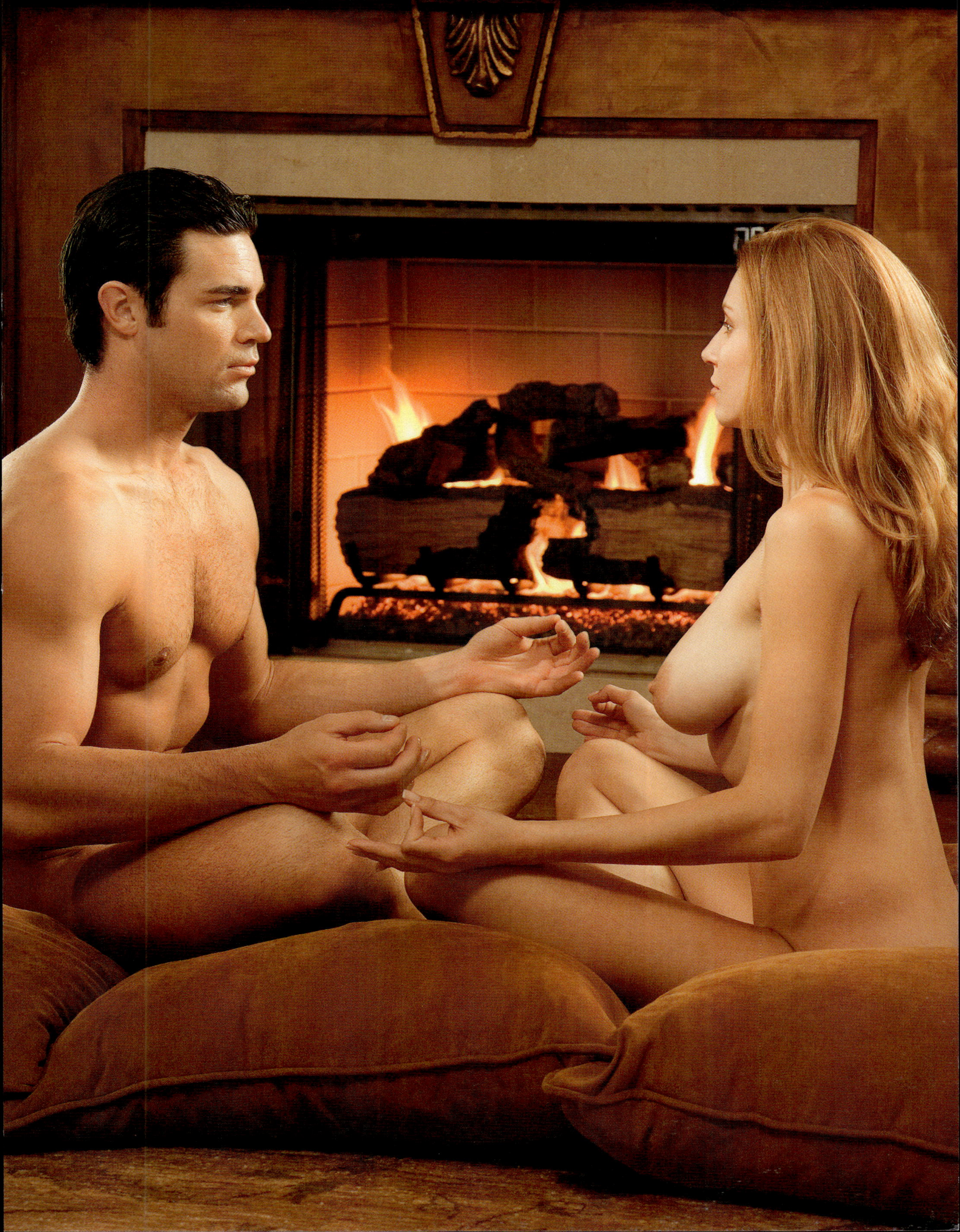

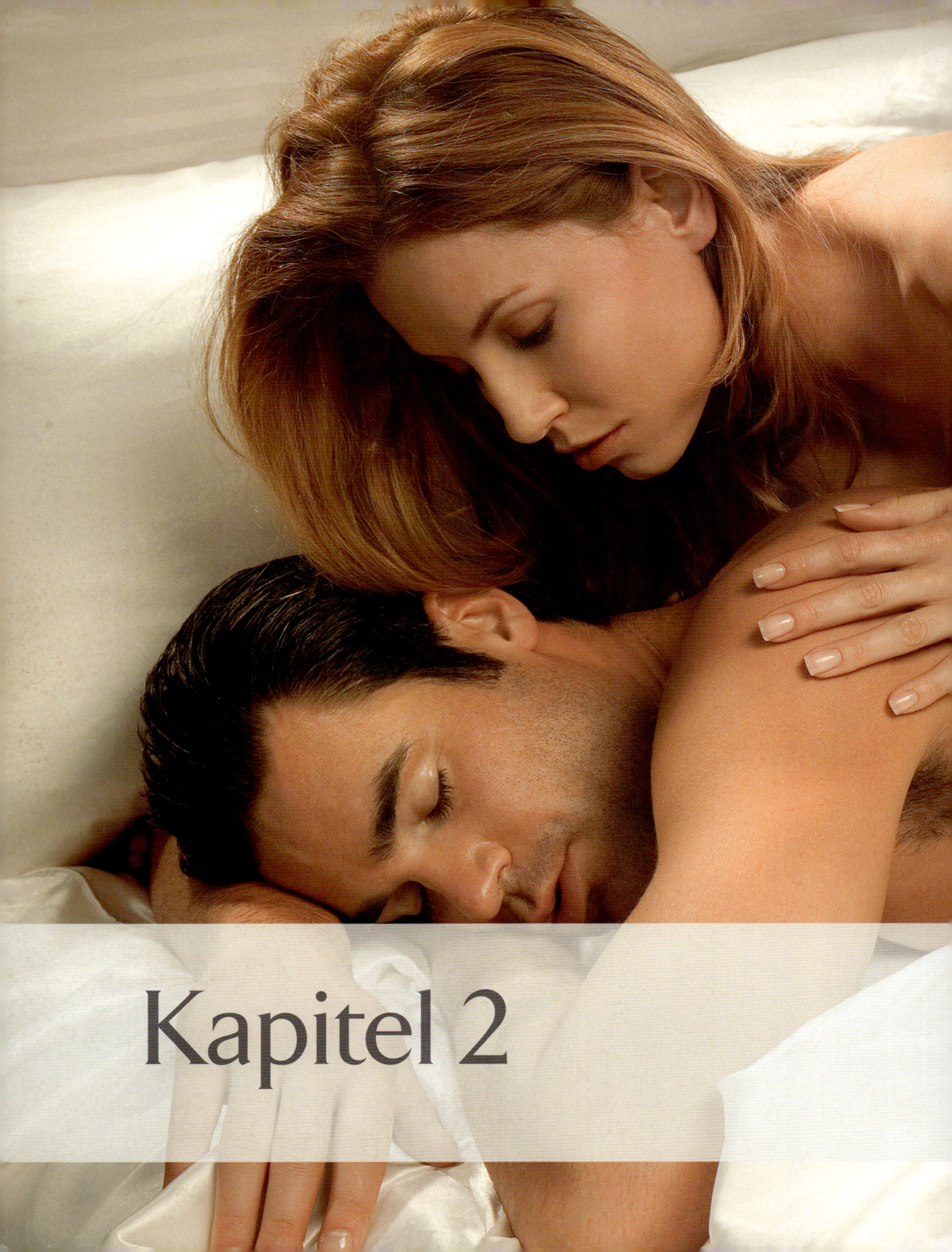

Kapitel 2

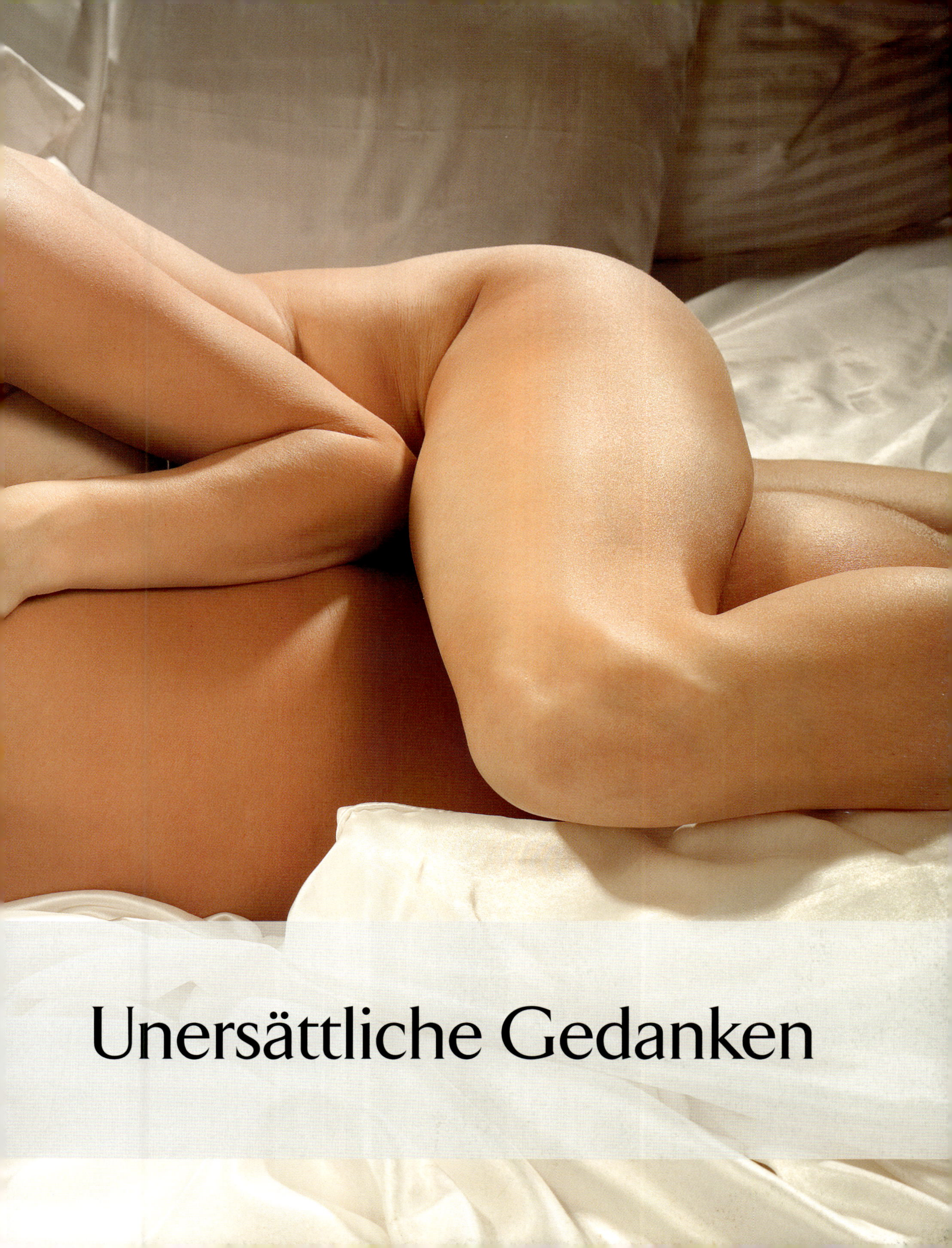

Unersättliche Gedanken

Sex beginnt im Kopf. Das erotische Verlangen, die Sehnsucht, die wir nach dem anderen spüren, löst Erregung aus. Und seien wir ehrlich: Das ist am Anfang einer Beziehung stärker als mit dem Einsetzen eines Gewöhnungseffekts. Wer das Verlangen nicht durch häufige Trennungen hochhalten oder durch das Hinzufügen von „Tabu"-Elementen neu entfachen kann (diskrete Seitensprünge, wechselseitig zugestandene Affären, One-Night-Stands oder polyamore Liebschaften), muss die Dinge mithilfe der Fantasie, neuer Techniken und neuer Stellungen aufheizen.

Behalten Sie die Verbindung vom Kopf zu den Genitalien im Auge – zumindest die meiste Zeit. Aber Vorsicht: Das Folgende kann für einen Kurzschluss sorgen. Frauen verlieren jede Lust, wenn Sie beim Sex einen Blick im Spiegel auf die Pickel auf ihrem Hintern erhaschen. Das Körperselbstbild einer Frau ist häufig ein Hemmnis für sie. Männer haben solche Probleme nicht. Sie fragen sich niemals: „Sehen meine Schenkel in dieser Position schwabbelig aus?"

Da müssen Sie mir einfach vertrauen: Wenn ein Mann nackt in Ihrem Bett liegt, stößt ihn Ihr Körper nicht ab. Er hat die wunderbare Fähigkeit, sich auf die Körperteile zu konzentrieren, die er mag, und alle anderen im Weichzeichner verschwimmen zu lassen. Seine Erektion, der Schweiß auf der Haut und die Lust im Blick sind sichere Anzeichen, dass er etwas gefunden hat, was ihm gefällt.

Unersättliche Sie

Frauen behaupten von sich, seltener als Männer an Sex zu denken. Zum Teil ist das Verdrängung. Da ihre Erregung sich weniger offensichtlich zeigt, schieben Frauen Sexgedanken und -fantasien gerne beiseite oder ignorieren sie. Manche Frauen merken gar nicht, dass sie an Sex denken – wenn sie es gerade tun!

Sie bezweifeln das? Wissenschaftler, darunter Barry Komisaruk, Carlos Beyer-Flores und Beverly Whipple, die Autoren des aktuell gefeierten *The Science of Orgasm**, haben es im Labor nachgewiesen. Mit Elektroden und Gehirnscans wurde die Erregungskurve von Frauen gemessen, die sich erotische Bilder ansahen. Nicht selten zeigte sie deutlich nach oben, während die Frauen behaupteten: „Nein, ich bin gar nicht erregt."

Alte Klischees überleben sogar die neueste Generation. Geben wir diesen Mist mit der Muttermilch weiter?

In vergangenen Tagen hatten weibliche Fantasien geradezu besessen romantisch zu sein, um akzeptiert zu werden. Die Gefahr dabei? Die Fantasie hörte auf, bevor der Sex richtig anfing, und die Frauen hatten einen Grund mehr, Lust mit Liebe gleichzusetzen. Nancy Fridays 1991 erschienenes Buch *Women On Top*** *brachte die Frauenfantasien ans Tageslicht.* Ihre Interviewpartnerinnen hatten S/M, Bondage, Gruppensex, Vergewaltigung und viele Männer zugleich im Sinn. Sie waren genauso obszön und verdorben wie ihre Männer.

Und hier ein neuer Trend: Frauen unter 40 haben vermehrt lesbische Fantasien, Frauen unter 30 geben das laut Umfragen auf Seiten wie Cherrybomb und in Magazinen sogar als ihre Lieblingsfantasie an.

Nach einem Artikel im *Journal of Sex Research* von 2006 untersuchten australische Forscher 19.000 Personen und entdeckten, dass 76 % der Frauen, die mit einer anderen Frau geschlafen hatten, zum Orgasmus gekommen waren, während es beim Sex mit Männern nur 59 % waren. Die Londoner *Daily Mail* berichtete davon unter dem Titel: „Lesben haben mehr Orgasmen." Etlichen anderen Studien zufolge liegt die Orgasmus-Erfolgsrate von Frauen, die mit Männern schlafen, sogar noch niedriger.

Sexuelle Fantasien bauen Erwartungen auf und bringen Sie in Kontakt mit den einzigartigen sexuellen Reaktionen Ihres Körpers.

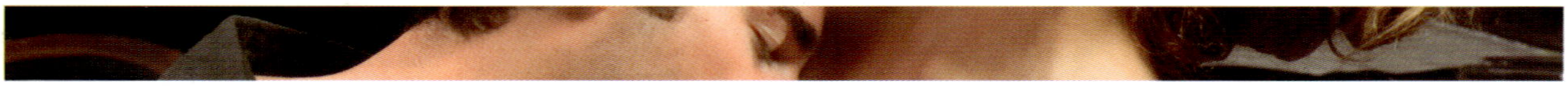

* Die Orgasmus-Wissenschaft
** Auf Deutsch unter dem Titel: *Befreiung zur Lust: Frauen und ihre sexuellen Phantasien* erschienen

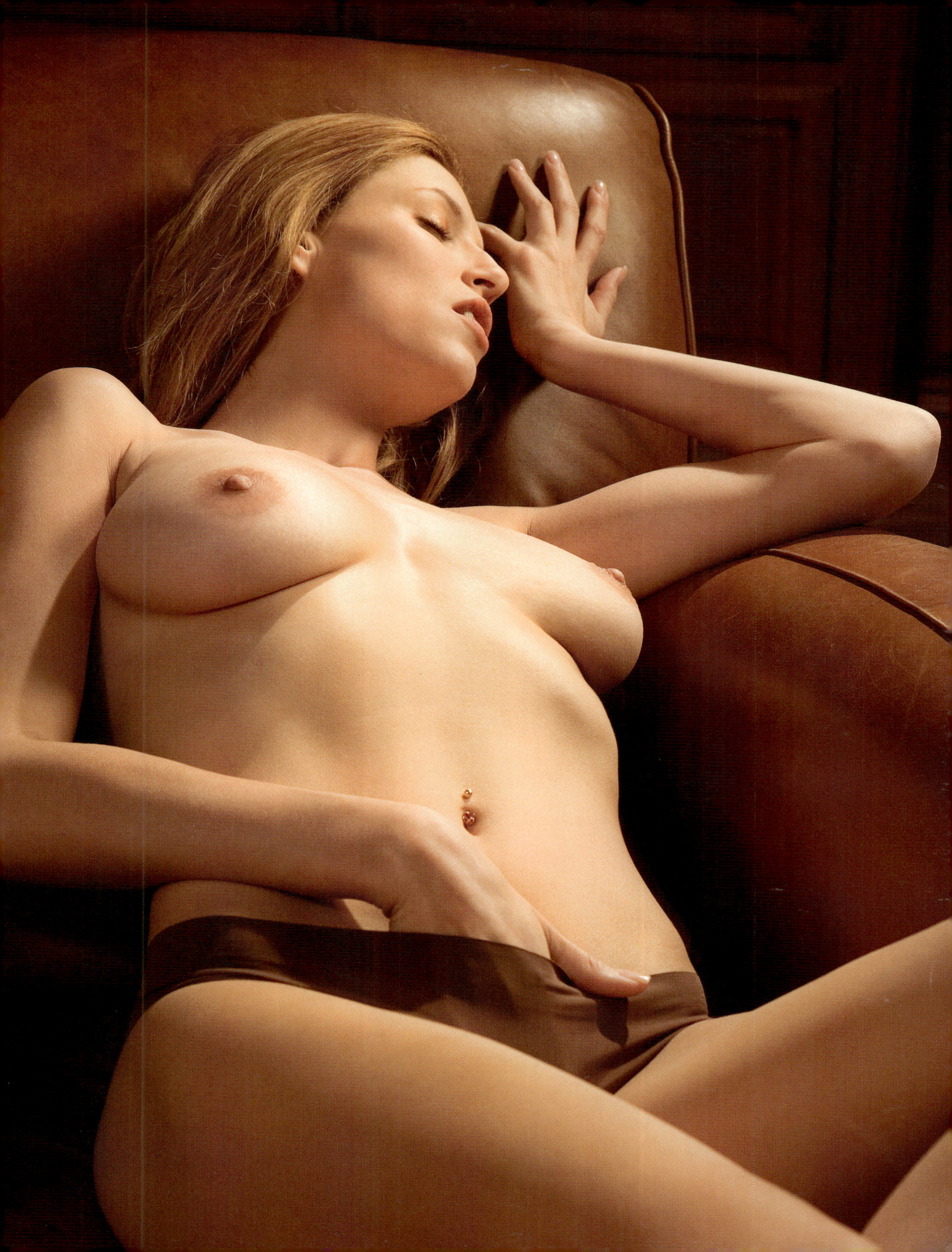

Futter für die Fantasie

Eine blühende Fantasie ist der beste Nährboden für Sex. Mögliches Fantasie-Futter könnte sein:

- Lesen Sie! Erotisch, Mainstream, pornografisch ...
- Schauen Sie erotische Filme an.
- Führen Sie ein Sextagebuch, in dem Sie geile Gedanken, Notizen zu Ihrem Sexleben und inspirierende Zitate festhalten. (Sie können das am Computer machen, aber mit der Hand in ein schönes Buch zu schreiben hat etwas sinnlich sehr Befriedigendes an sich.) Fügen Sie sexy Männerbilder und Schnipsel erotischer Kunst hinzu.
- Experimentieren Sie mit Fantasien, besonders beim Masturbieren. Nichts ist tabu.
- Ermutigen Sie ihn, Ihre Fantasien mit Stimme, Text und E-Mails zu beflügeln.
- Lernen Sie Ihren „Favoriten" kennen, jene Fantasie, die Sie unter allen Umständen anschärft.

„Manche Frauen können sich zum Orgasmus denken – eine tolle Sache. Ihre Sexfantasien erregen sie dermaßen, dass es ihnen kommt; meist hilft noch das Anspannen des PC-Muskels. Wenn Männer so etwas machen, nennt man das vorzeitige Ejakulation, und das ist gar keine tolle Sache."

—**Dr. Barry Komisaruk**, *The Science of Orgasm*

Sex und Beziehungen

Als 2006 die Resultate einer deutschen Studie über das sexuelle Verhalten und sexuelle Einstellungen von Frauen veröffentlicht wurden, mussten viele geschockt erfahren: Frauen verlieren mehr als Männer das Interesse an Sex, sobald sie sich in einer Beziehung sicher fühlen! So viel zu der bequemen Theorie, Frauen würden sich sexuell nur öffnen, wenn sie sich emotional geborgen fühlen.

ECHT GESAGT

Warum lesbisch?

„Frauen sind von Männern enttäuscht. Ich begann mit Sex mit meiner Mitbewohnerin, nachdem wir beide uns von unseren Freunden getrennt hatten. Wir waren damals 26 und 27 Jahre alt. Der Sex war okay, aber wir haben ‚den Schwanz' vermisst, also haben wir per Inserat nach einem männlichen Partner gesucht. Die Dreier waren heiß. Dann hab ich einen neuen Typen kennengelernt. Sie ist jetzt mit einem anderen Mädchen zusammen."

—Lisa, 30

„Mit seinen Freundinnen herumzuspielen fühlt sich nicht so an, als würde man seinen Mann betrügen. Ich hatte meinen ersten oralen Orgasmus mit einer Freundin. Selbst wenn dein Typ dahinterkommt, macht ihm das nicht wirklich etwas aus – es macht ihn vielmehr an."

—Jenny, 25

Experimentieren Sie mit verschiedenen sexuellen Fantasien. Wie wärs z. B. mit einem Rollenspiel, bei dem sich Chef und Sekretärin auf ein erotisches Stelldichein treffen – mit vertauschten Geschlechterrollen?

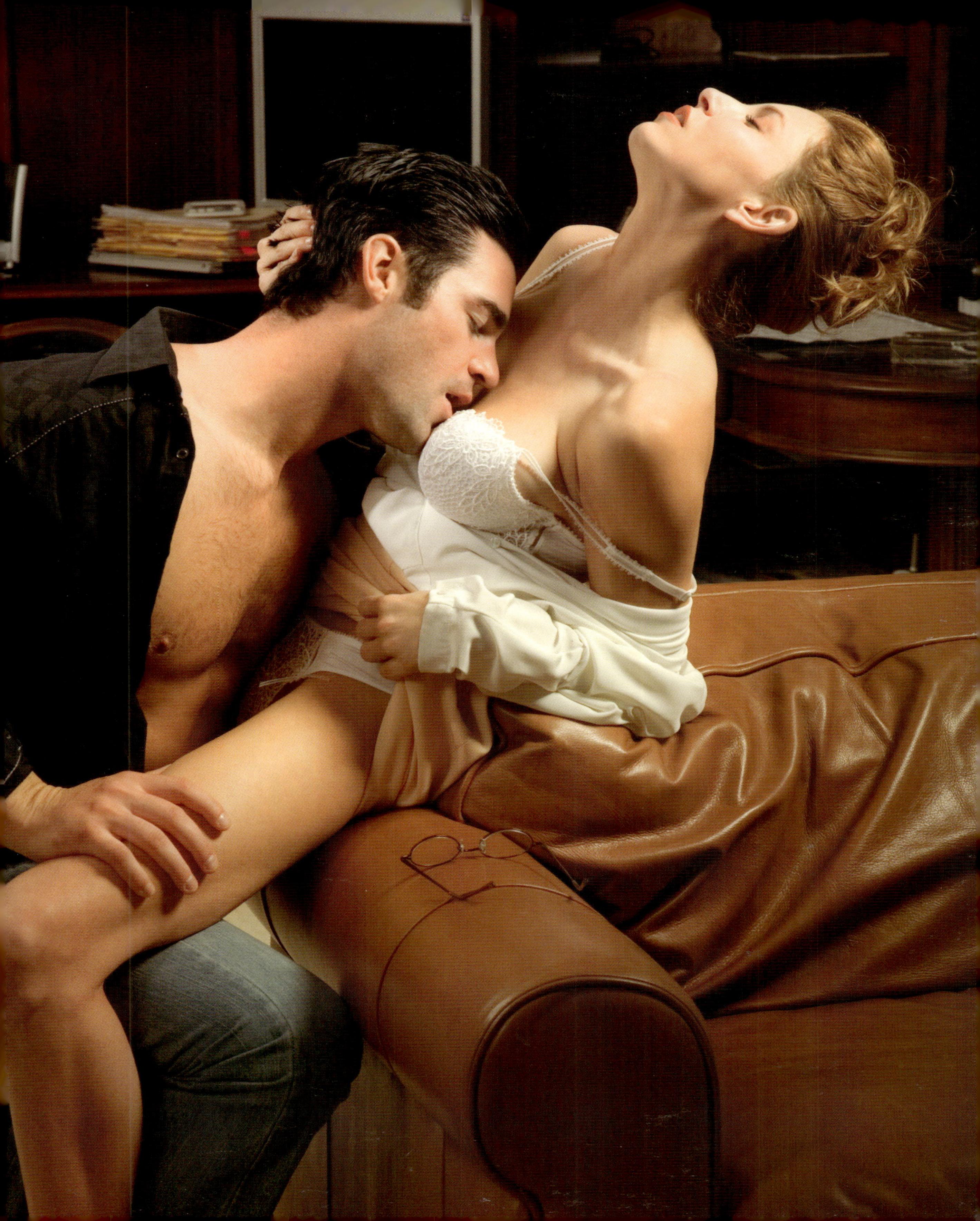

Erotisierung der Gedanken

Dr. Gina Ogden, Autorin des Klassikers *Women Who Love Sex**, fand heraus, dass manche Frauen – nennen Sie sie glücklich oder „übersexualisiert" – alleine durch extragenitale Stimulation (saugen an den Nippeln, Küsse auf die Innenseite der Oberschenkel ...) zum Höhepunkt kommen können. Noch weniger können sich tatsächlich zum Orgasmus denken – alleine kraft ihrer Fantasie.

Annie Sprinkle, die Autorin/Sexpertin/Performance-Künstlerin/Führerin zur Göttin hat einmal in einem Workshop den Denk-Orgasmus gelehrt – eine Fertigkeit, die die meisten Frauen nie erlangen werden. Aber ihre Techniken helfen Frauen, sich geistig auf Sex einzuschwingen, und mit ihren Partnern intensivere Orgasmen zu erleben.

1. Schaffen Sie eine erotische Stimmung! Kerzen, Wein, sexy Kleidung – was auch immer für Sie den „Kick" ausmacht.
2. Denken Sie sich eine sinnlich-üppige, leidenschaftliche Fantasie aus – und zeichnen oder schreiben Sie sie auf.
3. Nehmen Sie ein Dutzend tiefe, dann ein Dutzend flache Atemzüge. Nutzen Sie Ihren Atem, um ein körperliches Verlangen zu erzeugen. (Versuchen Sie auch, die Techniken der Orgasmus-Schleife aus Kap. 11 hinzuzufügen.)
4. Spannen Sie Ihren PC im Rhythmus Ihres Keuchers an.

Wenn es Ihnen nicht gelingt, durch Atmen und Muskelspannung zu kommen, verwenden Sie einfach Ihre Hand oder Ihren Vibrator.

Frauen, die oft an Sex denken, gelangen regelmäßig zum Orgasmus. Jedes Mal, wenn Sie einen sinnlichen Gedanken oder eine erotische Fantasie beiseite schieben, sagen Sie sich damit: Ich habe für meinen eigenen Genuss keine Zeit. Und das ist eine üble Botschaft an sich selbst. Schwelgen Sie in Ihrem erotisierten Geist.

* Auf Deutsch erschienen unter dem Titel: *Ich liebe Sex. Frauen berichten von ihren Orgasmuserfahrungen.* Anm. d. Übers.

ECHT GESAGT

Wie bringen Sie Ihren Typen dazu, von Ihnen zu fantasieren?

„Ich sende ihm Text-Bild-Nachrichten. Dabei bin ich aber jederzeit bereit, meine Versprechen einzulösen."

—Kelli, 26

„Schenke ihm eine sinnliche Erinnerung – dein Duft, der noch im Bettlaken hängt, ein bisschen Lippenstift auf seinem Kragen, ein kleiner Kratzer von deinem Fingernagel, weil du dich beim Höhepunkt so heftig in seinen Arsch gekrallt hast."

—Gina, 42

„Überrasche ihn! Wenn er es aufgegeben hat, auf Analsex mit dir zu hoffen, kaufst du einen Plug und Gleitmittel. Oder du borgst dir einen wirklich versauten Porno aus."

—Christine, 38

Unersättlicher Er

Manchen Studien zufolge denken Männer alle 11 Sekunden an Sex – je jünger, desto öfter. Männer sind weit eher bereit zuzugeben, dass die flüchtige Bewunderung einer Frau etwas Sexuelles ist. Männer denken: Wie geil wäre es, wenn mich diese Beine umschlingen würden. Frauen denken: Was für eine hübsche Krawatte er trägt.

Männer zensurieren ihre erotischen Gedanken nicht. Wenn sie schlau sind, teilen sie die meisten davon nicht mit ihren Freundinnen und Frauen, sondern genießen sie ganz im Stillen.

Frauen könnten von Männern eine Menge lernen.

Fantasie ist eine fast universelle Erfahrung, ein geistiges Aphrodisiakum mit verblüffender Wirkung. Manchmal ist es ein bewusster Prozess, manchmal nicht. Aber wenn Sie mit Ihrem Sexleben unzufrieden sind und Ihre Fantasie nicht nützen, um in eine erregte Stimmung zu kommen, versäumen Sie etwas.

M-Fantasien und Bedeutungen

Sehr wahrscheinlich fantasiert er über:

- Irgendwas Abgedrehtes – Bondage, S/M, auf Ihr Gesicht abspritzen oder noch Ärgeres, so wie er es im Internet gesehen hat (100 Männer, die auf das Gesicht einer Frau ejakulieren ...)

- Sex mit Ihrer Mutter, Schwester, besten Freundin oder Gwen Stefani

- Sex mit Ihrer Mutter, Schwester, besten Freundin oder Gwen Stefani – und Ihnen

- Sex mit „Körperteilen“, wie Fellatio in Großaufnahme oder Analsex

- Analsex mit Ihnen wie in den Pornofilmen, in denen die Kerle ihn einfach reinschieben

Und das bedeutet? Nur dass er ein aktives Fantasieleben führt. Und ja, einiges davon würde er machen, wenn Sie ihm die Erlaubnis gäben – Sex mit Ihrer Mutter gehört wahrscheinlich nicht dazu, es sei denn sie ist Goldie Hawn. Außer wenn er nichts als Gewaltfantasien hat und nur mit deren Hilfe eine Erektion bekommen kann, ist er völlig „normal“ – was auch immer das heißt.

TIPP

Wenn Ihre Fantasie Treibstoff braucht, versuchen Sie es mit dem Betrachten erotischer Bilder. Das zu tun und zu der dabei entstehenden Erregung zu stehen, könnte Sie für das große Ereignis entscheidend aufladen.

Und glauben Sie nicht, dass Erotikdarstellungen nur bei Männern funktionieren. Eine Studie über Erregung in den Gehirnen von Männern und Frauen (Washington University, St. Louis, USA, 2006) enthüllte Überraschendes: Frauen registrierten erotische Abbildungen schneller als Männer. Während die Männer allerdings zugaben, erregt zu sein, leugneten das die meisten Frauen ab oder behaupteten sogar, sich nicht an die Bilder erinnern zu können. (Liebe Frauen, die Hirnaktivität spricht eine andere Sprache.)

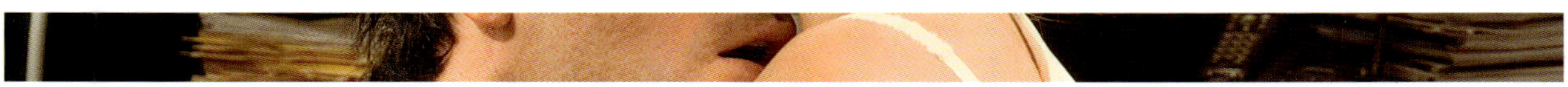

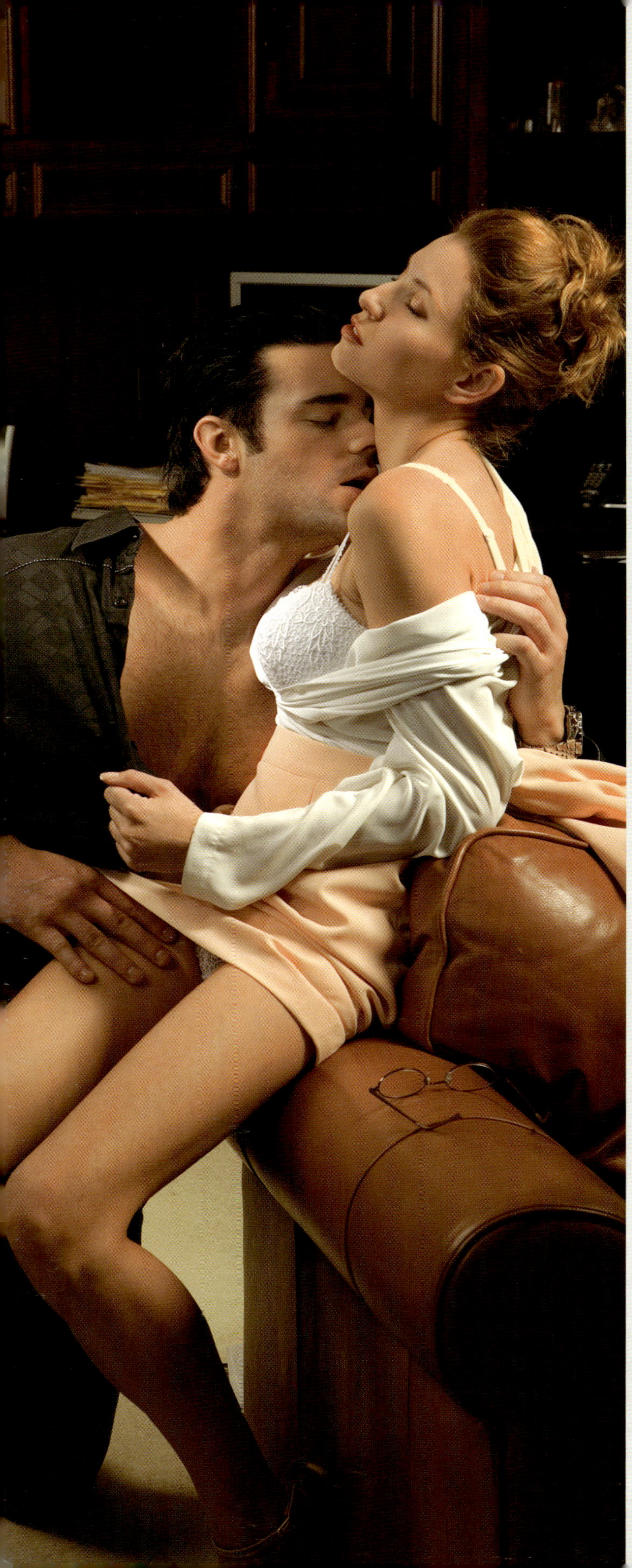

ECHT GESAGT

Welche Fantasien haben für Sie real funktioniert?

„Ich war der Boss und er mein Assistent. Wir trugen beide Hemd und Krawatte, aber er war unten nackt, während ich einen Tanga, Strümpfe und Stilettos anhatte. Ich befahl ihm, auf die Knie zu gehen und mich zu lecken. Geil!“

—Jasmine, 25

„Wir haben uns als Dom und Sub abgewechselt. Ich wollte kein Sklave sein, aber ich habe es gemacht, weil sie sonst nicht mitgespielt hätte. Ich war schockiert, wie sehr ich es mochte, wenn sie mir befohlen hat, ihre Stiefel zu lecken und meinen Arsch versohlt hat.“

—John, 40

„Ich trug ein babyblaues Brautjungfern-Kleid samt Tiara und gab vor, Aschenputtel zu sein; er war der Prinz, der mich zum Orgasmus bringen musste. Schmalzig, aber lustig. Mein Aschenputtel war ein versautes Mädchen, das weit mehr als einen Kuss auf den Mund brauchte – und sich als etwas dominant herausgestellt hat.“

—Rebecca, 31

So wird Ihr Fantasie-Rollenspiel extrascharf: Schreiben Sie das Drehbuch vor dem Treffen gemeinsam und sagen Sie Ihrem Partner genau, wo er Sie berühren soll.

Gelebte Paar-Fantasien

Dr. Carol Pasahow entwickelte ein Programm speziell für Menschen, die behaupten, keine Zeit für Sex zu haben. Es basiert auf Quickies und gelebten Fantasien und war nicht nur bei ihren Klienten, sondern auch bei Paaren erfolgreich, die ihr Know-how aus ihrem Buch *Sexy Encounters* hatten. Durch das Schaffen einer Fantasie und das gemeinsame Festschreiben des Ablaufs beginnt das Paar mehr und kreativer an Sex zu denken.

So wird eine gelebte Fantasie zu einem einwöchigen Abenteuer:

1. Sprechen Sie in der ersten Nacht über Fantasien und wählen Sie eine, die Sie beide erregt.

2. Mailen Sie einander an den Tagen 2–6 Plot-Ideen und nehmen Sie sich jeden Abend etwas Zeit, um gemeinsam Ihr Drehbuch zu verfassen. Schreiben Sie erotische, beschreibende Dialoge wie z. B.: „Die Kurve deiner Hüften schimmerte im Kerzenlicht sinnlich wie der Mond am Himmel." Keine Angst vor Übertreibungen!

3. Beschaffen Sie das nötige Equipment – Masken, Kostüme, Sextoys – rechtzeitig! Eine ideale Zeit für Spiele mit essbaren Körpermalfarben.

4. Setzen Sie das Drehbuch um, als würden Sie ein erotisches Stück aufführen.

Behalten Sie im Sinn, dass Ihr Szenario wahrscheinlich keine Ihrer ganz privaten, heißesten Fantasien ist. Versuchen Sie nicht, Ihrem Partner genau Ihre Vorstellungen aufzudrängen; der Schlüssel ist, eine Fantasie zu wählen, die Sie beide anturnt.

Beachten Sie einige Mythen und Falschinformationen über Fantasie-Rollenspiele. Noch einmal: Das Folgende ist *nicht* wahr!

- Es ist immer gut, seine Fantasien mitzuteilen.
- Fantasien beim Sex bedeuten, dass Sie sich mit Ihrem Partner langweilen.
- Eine favorisierte Fantasie auszuleben ist immer genau so erregend, wie Sie sich das erträumt hatten.
- Fantasien über andere Sexpartner ist Betrug.
- Wenn Sie von etwas fantasieren, werden Sie es nicht tun – sei es Vergewaltigung, homosexuelle Begegnungen, Gruppensex oder was auch immer.

„Sex spielt sich zu einem so großen Teil im Kopf ab, dass wir eine schöne Erfahrung ruinieren können, wenn wir negative Gedanken zulassen, bevor wir vollends erregt sind. Denken Sie Ja statt Nein, Ich will statt Ich bin nicht in Stimmung – und Ihr Körper wird Ihrem Geist folgen."

—**Nan Wise**, Liebescoach

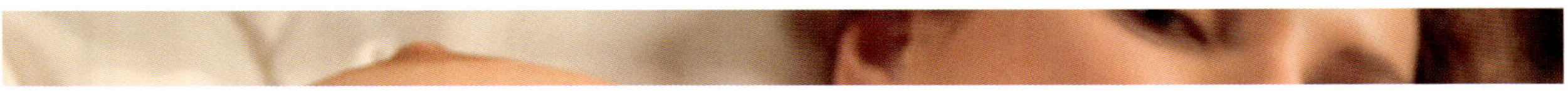

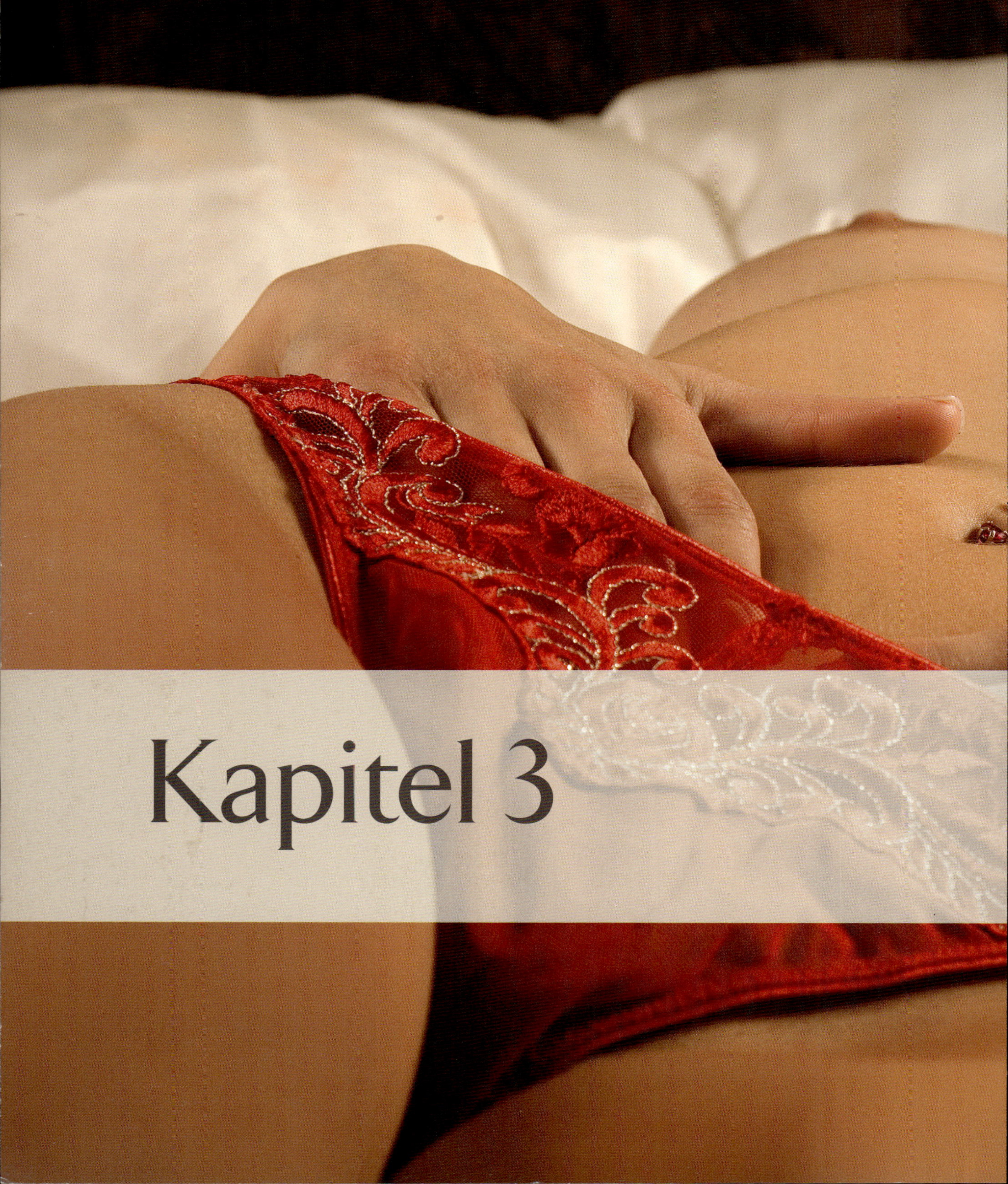

Kapitel 3

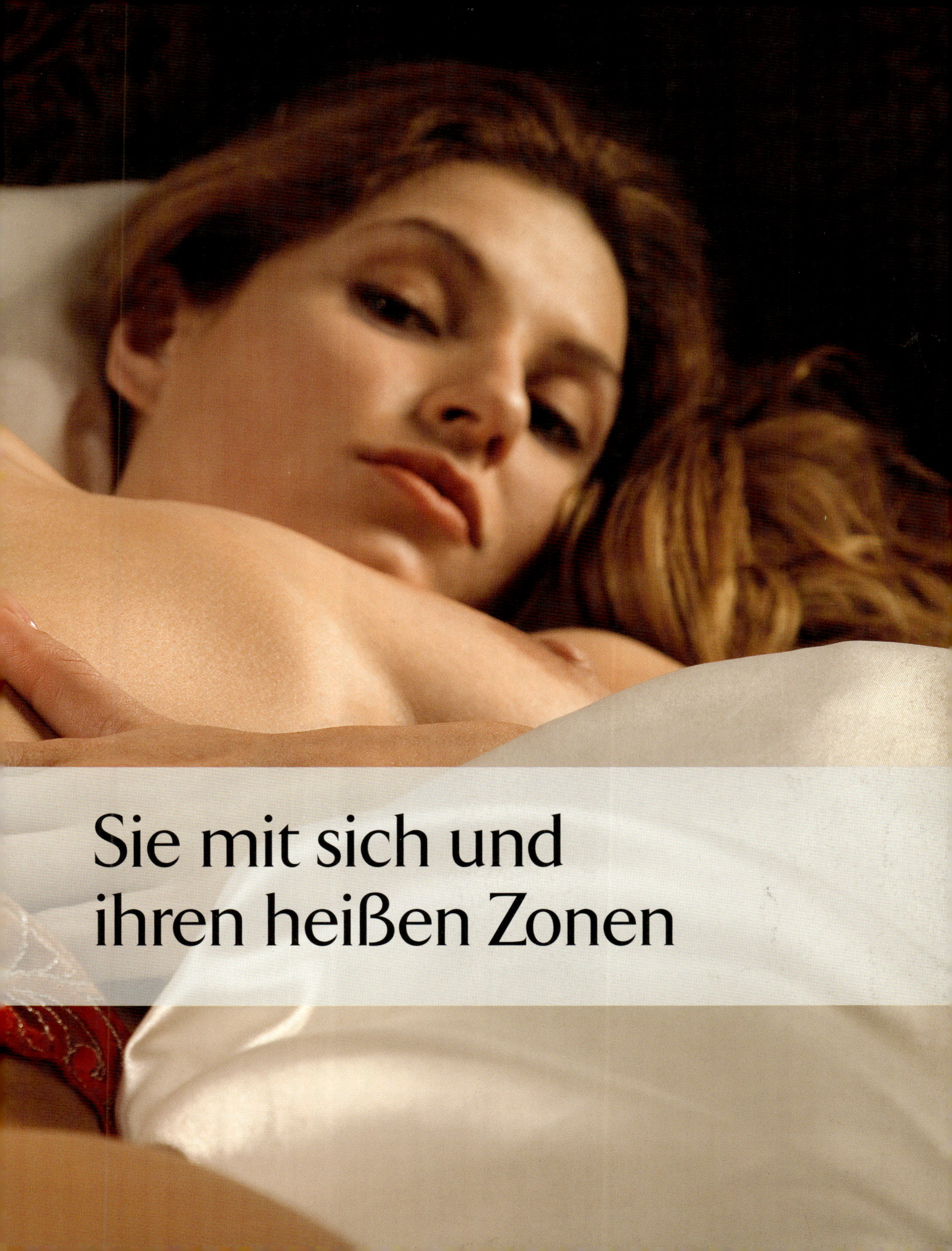

Sie mit sich und ihren heißen Zonen

Von religiösen Verboten abgesehen, masturbieren manche Frauen nicht, weil es ihnen nicht richtig erscheint, das Thema Erotik in die eigene Hand zu nehmen. Diese Haltung beruht auf dem Konzept, auf den Prinzen zu warten, der es ihr besorgt. In früheren Generationen onanierten Frauen (besonders mutige Selbsterforscherinnen ausgenommen) häufig nicht vor ihren 40ern oder 50ern, wenn der Mangel an einem (erektionsfähiger) Partner sie zum Kauf ihres ersten Vibrators brachte. Heutzutage verkaufen sich die „Massagestäbe" bestens, an junge und ältere Frauen gleichermaßen.

Bevor wir mit diesem Kapitel beginnen, lassen Sie mich ein paar Mythen und Falschinformation beseitigen.

Das Folgende ist *nicht* wahr:

- Man kann süchtig nach Vibratoren werden.
- Sie werden auf keine andere Art mehr kommen können.
- Wenn Sie masturbieren, wollen Sie keinen Sex mehr mit Ihrem Partner.
- Die Vibratoren werden ihn verschrecken, also verbergen Sie sie!
- Masturbation ist Betrug am Partner.
- Zu masturbieren bedeutet zumindest, dass Sie Ihr Partner nicht mehr erregt.

Täglich Orgasmus

Ich glaube, eine Frau sollte täglich einen Orgasmus haben. Jede Frau! Jeden Tag! Single, verheiratet, befriedigt oder unbefriedigt. Und sie sollte einen Schrank voll Vibratoren besitzen – oder „Accessoires für das Sexleben", wie wir sie bei Cherrybomb nennen.

Warum ein täglicher Orgasmus? Weil der Orgasmus . . .

- ein großartiges Antistressmittel ist. Wie die progressive Muskelrelaxationstherapie lehrt ein Orgasmus die Menschen, jeden Muskel im Körper anzuspannen und zu lockern;
- kleinere Wehwehchen und Schmerzen beseitigt, darunter Kopfschmerzen, indem er Endorphinwellen – natürliche Schmerzmittel – durch den Körper schickt;
- Ihnen hilft, Ihren Körper besser kennenzulernen und zu mögen, was wiederum die Chance auf Orgasmen mit Ihrem Partner erhöht;
- ein mildes Antidepressivum ist und das Selbstwertgefühl hebt (sogar wenn Sie alleine kommen);
- den Druck von Ihrem Partner nimmt, Ihnen beim Liebemachen einen Orgasmus „geben" zu müssen;
- Ihr Interesse an Sex mit Ihrem Partner, so Sie einen haben, steigert, nicht vermindert;
- Sie im Spiel hält, wenn Sie keinen Partner haben;
- bei Frauen über 50 die Fähigkeit, auf sexuelle Stimuli zu reagieren, erhalten hilft.

Machen Sie Vibratoren zu einem Teil Ihrer Sexroutine. Sie sind ein wunderbares Werkzeug für den täglichen Orgasmus, ob Sie sie alleine oder mit Ihrem Partner benützen.

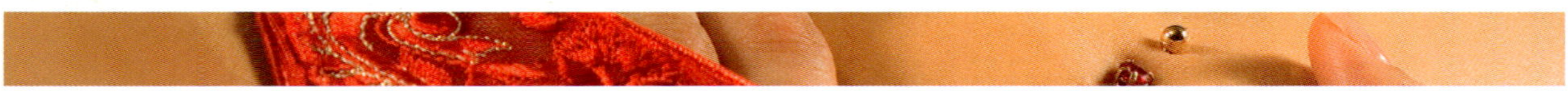

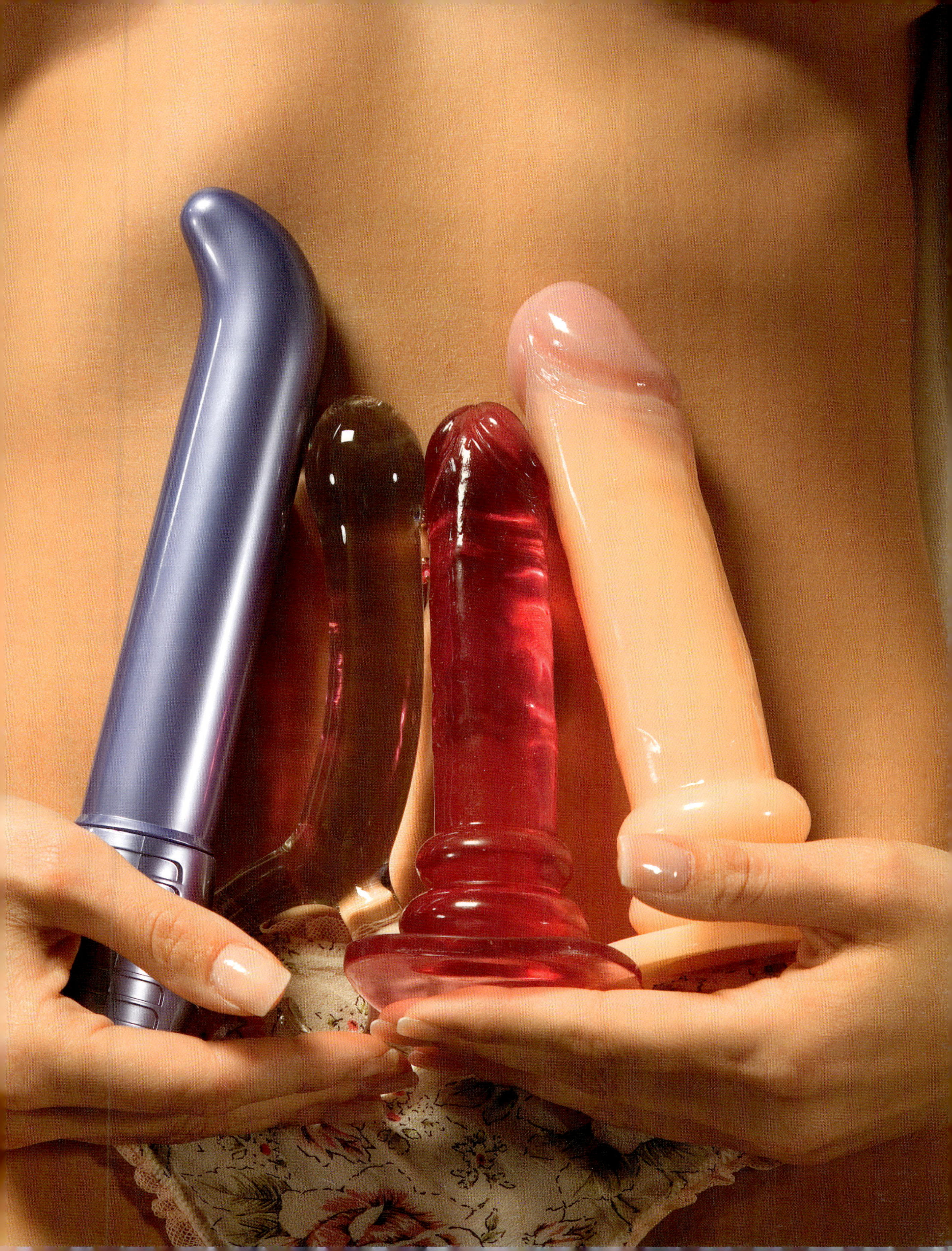

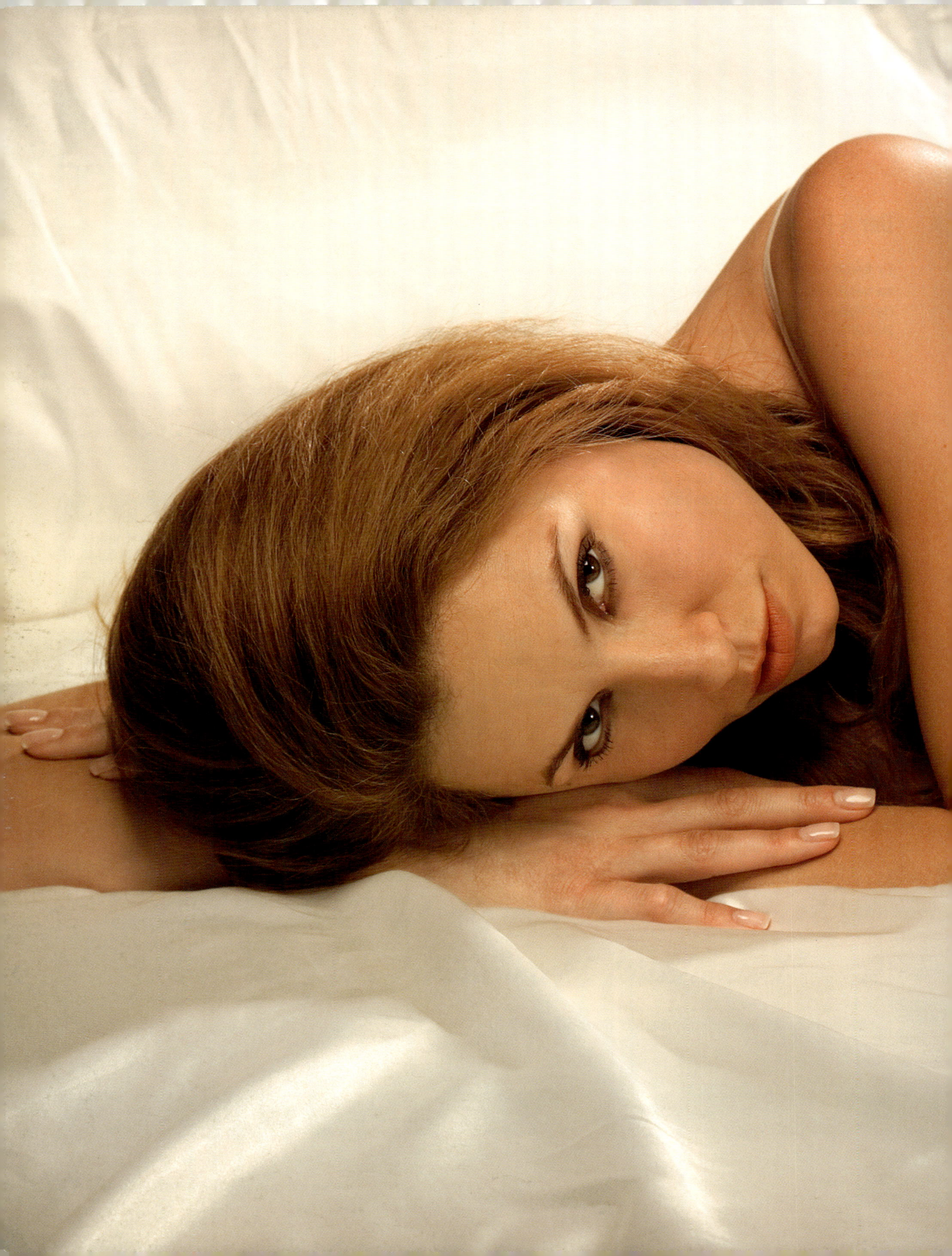

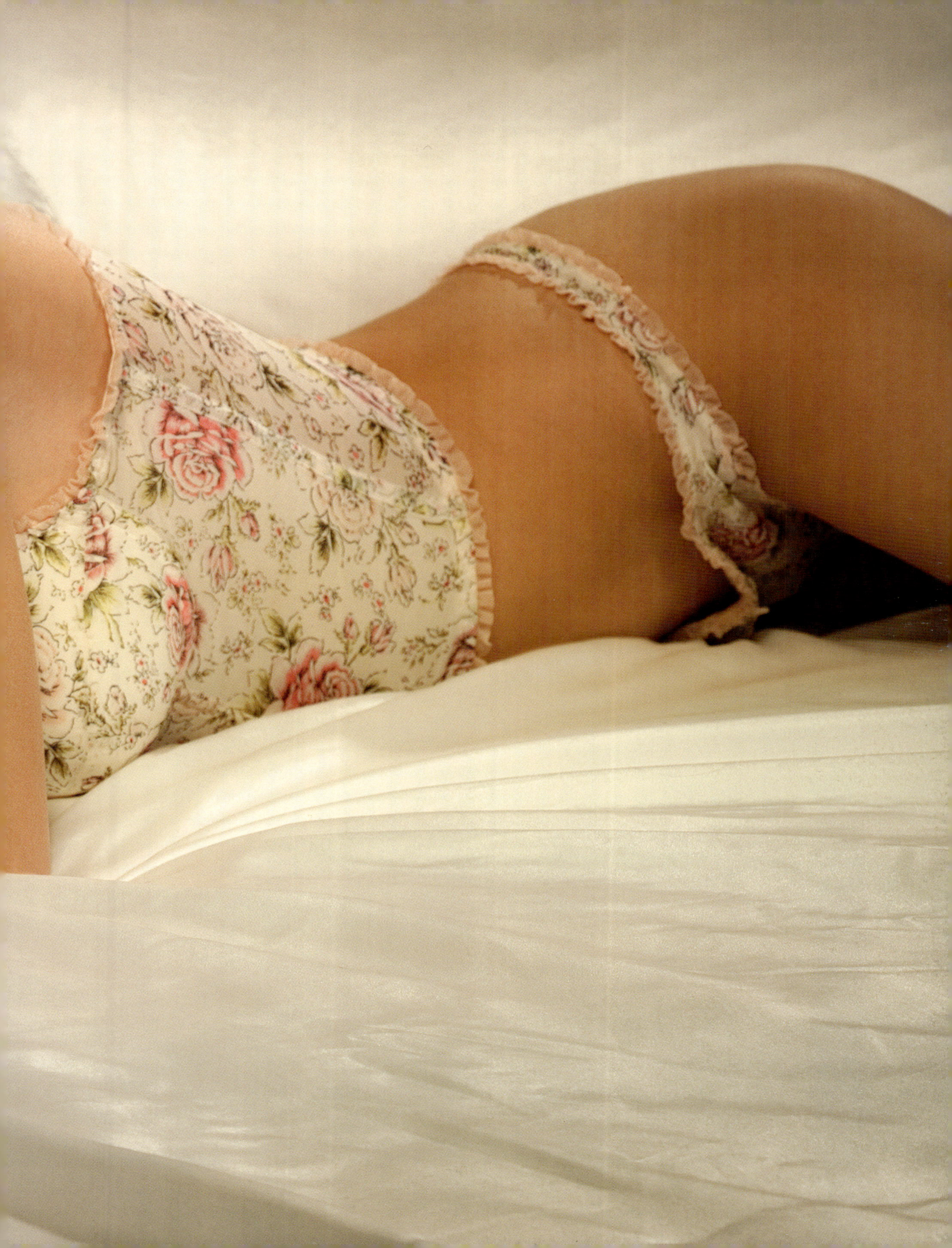

Wozu Vibratoren?

Warum spielen wir gerne mit Vibratoren? Weil es Spaß macht! Es geht um nichts als Genuss – und Genuss ist gut, nicht nur aus selbstsüchtigen Gründen. Sie sind zweifellos netter, wenn Sie sexuell befriedigt sind. Sollten Sie eine Entschuldigung brauchen: Ich habe Ihnen gerade eine gegeben.

Die meisten Vibratoren werden äußerlich zur Stimulation der Klitoris eingesetzt. Manche verwendet man auch innen, wie Dildos. Standardmodelle erledigen den Job, auch ganz schnell, wenn Sie das möchten: der Vibrator der Wahl, wenn keine Zeit für fantasievolle, sinnliche Spiele bleibt. Sie können sich aber auch so lange mit ihnen vergnügen, wie es beliebt. Andere Modelle bieten mehr Möglichkeiten.

Wenn Sie ein Vibrator-Neuling sind: Hier ist ein Überblick samt Markennamen einiger der besten Spielzeuge.

Hitachi Magic Wand

Gilt als der „Rolls Royce unter den Vibratoren" und ist der meistverkaufte Vibrator der Welt. Und er ist groß. Vermarktet wird er als „Massagestab"; er ist in Drugstores und Sexshops erhältlich. Und wow, wie vibrierend diese Massage ist!

Eroscillator 2

Das einzige von der legendären Dr. Ruth Westheimer empfohlene Sexspielzeug. Der Eroscillator erinnert in Form und Größe an eine elektrische Zahnbürste. Er oszilliert mehr als zu vibrieren, ist daher sanfter zur Klitoris, aber deshalb nicht weniger effektiv.

ECHT GESAGT

Wie machst du es dir selbst?

„Als ich das erste Mal masturbiert habe, war ich 14. Ich habe mit einer Handbrause herumgespielt, meine Klit wassermassiert, obwohl ich zu der Zeit noch gar nicht wusste, was meine Klitoris ist. Aus der Dusche heraus hatte ich plötzlich ein Badetuch zwischen den Beinen und rubbelte damit an mir herum. So bin ich das erste Mal gekommen. Es ist mir peinlich, aber ich muss gestehen, dass ich es mir immer noch gerne mit Handtüchern mache."

–Kim, 44

„Ich fange mit den Fingern an und gehe dann zum Vibrator über. Beim Rumspielen ist das Gefühl von glatter Haut unter den Fingerspitzen toll, aber wenn es mit dem Orgasmus ernst werden soll, mag ich einen Vibrator."

–Joan, 56

„Ich rubble mich durch meine Höschen. Feuchte Seide fühlt sich köstlich an."

–Audrey, 22

„Manchmal mache ich die große Oper daraus, mit Kerzen, Musik und allem, was dazugehört. Aber meistens nehme ich einfach den Vibrator und mache es."

–Lisa, 29

„Sag nichts gegen Masturbation. Das ist Sex mit jemandem, den ich liebe."

–Alvy Singer (gespielt von Woody Allen) im Filmklassiker *Der Stadtneurotiker*

Pocket Rocket

Dieses kleine Kraftpaket passt in jedes Handtäschchen und erledigt den Job zu jeder Zeit, an jedem Ort. Textur und Vibrationsgefühl lassen sich durch diverse Aufsätze verändern. Water Dancer nennt sich die wasserdichte Version: perfekt, um die Morgendusche mit dem Morgenorgasmus zu kombinieren.

Fukuoku 9000

Die Nr. 1 unter den Fingervibratoren ist ein wunderbares Spielzeug für Paare. Der Kleine wird über den Finger gestülpt und ist mit seinen wechselbaren Silikonoberflächen ideal für die klitorale Stimulation beim Liebesspiel. Finger Fun ist eine etwas größere, wasserdichte Version.

Butterfly

Dieser Umschnall-Vibrator stimuliert ihre Klitoris beim Verkehr und versorgt auch ihn mit angenehmen Gefühlen. Auch das Modell Sweetheart und etliche andere, manchmal ferngesteuerte Vibratoren funktionieren auf diese Weise.

G Swirl

Eigens konstruiert, um auf den G-Punkt zu kommen, und deshalb (wie andere, ähnliche Vibratoren) für eine ausgewählte Klientel. Wenn G-Punkt-Orgasmen Ihr Ding sind, dann ist das Ihr Spielzeug. (Für andere Vibratoren sind G-Punkt-Aufsätze erhältlich, z. B. für den Hitachi Magic Wand.)

Der Rabbit!

(Ausrufezeichen von mir!) Ah, der Rabbit, mit seinen vielen Freuden, ist die richtige Wahl, wenn Sie in der Stimmung sind, sich so richtig ausgiebig mit sich selbst zu vergnügen. Führen Sie den vibrierenden Schaft ein, so dass er den G-Punkt berührt, und lassen Sie die am Schaft aufsitzenden Häschenohren Ihre Klitoris kitzeln, während ein Band aus vibrierenden Perlen am Schaft den Eingang Ihrer Vagina verwöhnt. Letzteres ist nicht bei allen Rabbits vorhanden.

Laya Spot

Als einer der vielen neuen Aufliegevibratoren ist der Laya Spot sowohl formschön als auch ergonomisch korrekt. Gestaltet, um sich den Kurven eines weiblichen Körpers anzuschmiegen, ist er vielseitig und diskret.

Talking Head

Dieser Rabbit spricht! Die erste Version war vorprogrammiert (ein französischen Pärchen sagt, was Sie hören wollen). Die neueste Ausführung kann mit MP3 geladen werden und „sagt" daher alles, was Sie ihm eingeben. Die Zukunft könnte eine Allianz mit Clone-a-Willy bringen, aus der dann Talking Heads genau in der Form des Penis Ihres Kerls hervorgehen, die noch dazu mit seiner Stimme sprechen!

OhMiBod

Ein schlanker Stab, der an Ihren iPod angeschlossen wird und seine Vibrationen dem Rhythmus und der Intensität der Musik anpasst.

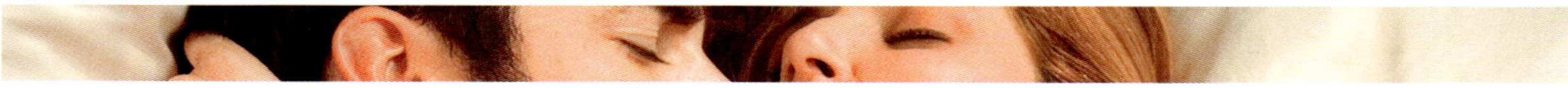

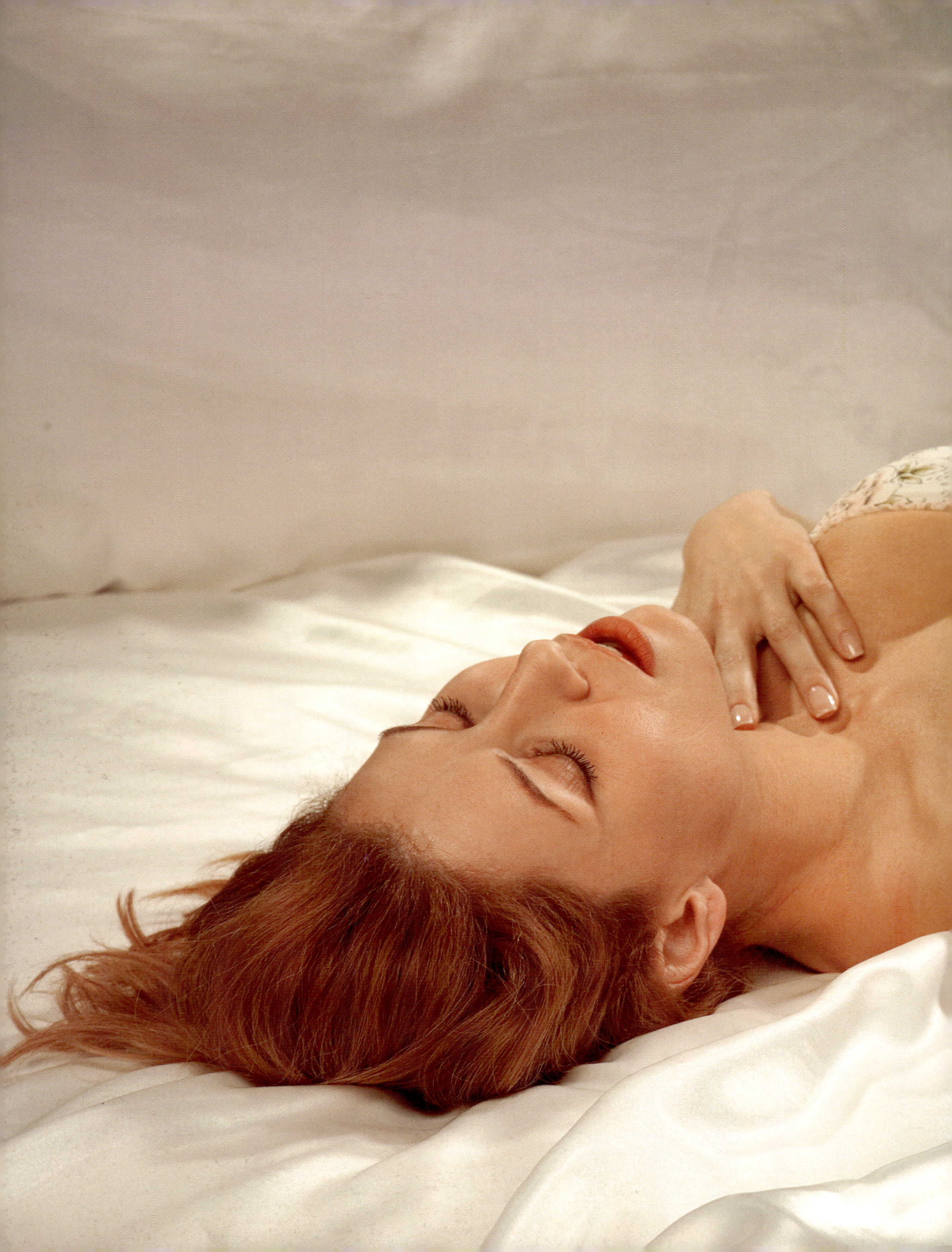

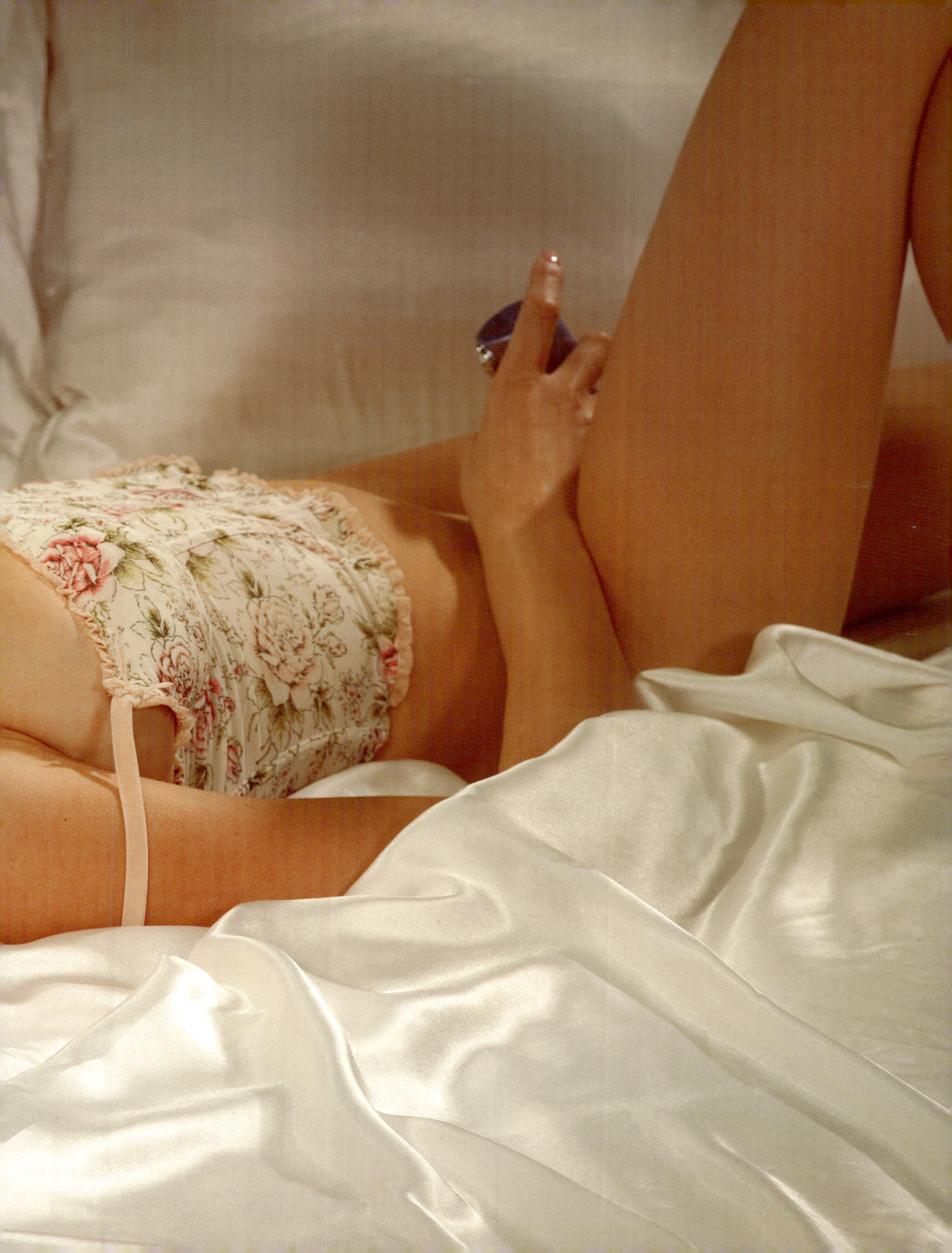

Gemeinsame Masturbation

Wenn Paare zusammen masturbieren, sind sie gewöhnlich in einer verspielten (im Unterschied zu einer zutiefst leidenschaftlichen) Stimmung. Der Drang, sich zu vereinen, ist in diesem Moment nicht so stark. Man wünscht sich eher ein bisschen Spaß und Entspannung. Eine gemeinsame Masturbation ist sehr intim, fordert aber nichts. Den Partner dabei zu beobachten, während man sich selbst befriedigt, kann auch sehr erregend sein.

Wie könnten Sie das Erlebnis noch steigern? Lassen Sie den Lerneffekt nicht außer Acht. Welche Gelegenheit könnte besser sein, um herauszufinden, wie genau es dem Partner kommt?

Wenn Sie gemeinsames Onanieren erstmals versuchen, schaffen Sie eine verführerische Atmosphäre genau wie für Sex. Dimmen Sie das Licht oder entzünden Sie ein paar Kerzen. Häufen Sie Kissen aufeinander, sowohl des Komforts wegen als auch um den anderen gut sehen zu lassen. Und ziehen Sie sich nicht nackt aus, wenn Sie Hemmungen haben. Nichts als eine offene Bluse oder Kniestrümpfe, High-Heels und ein Bustier sind oft sexyer als bloße Nacktheit. Entspannen Sie, spielen Sie Musik, flirten und spielen Sie sich in die Situation.

TIPP

Verwenden Sie Sexspielzeug: Das ist die Gelegenheit, ihm zu zeigen, wie Sie es mit dem Vibrator tun. Variieren Sie die Vibratoren und wie Sie sie verwenden. Und geben Sie auch ihm etwas zum Spielen. Er könnte einen vibrierenden Penisring anlegen oder einen Vibrator beim Masturbieren an seinen Handrücken halten.

ECHT GESAGT

„Ich habe meine Frau gebeten, für mich zu masturbieren. Sie meinte, das sei ihr zu peinlich. Ich habe immer wieder gefragt. Eines Tages hab ich dann gesagt: „Pass auf, ich machs dir vor!“ Zu sehen, was ich tue, hat sie voll gepackt, und sie hat angefangen, an sich rumzuspielen. Es war eines unserer heißesten gemeinsamen Erlebnisse.“

—Carlos, 42

„Ich liebe es, einer Frau zuzusehen, wie sie ihre Möse bearbeitet. Man sieht, wie sie die Farbe ändert und feucht wird. Eine sehr sinnliche Erfahrung. Und wenn ich mein Ding durchziehen kann und es ihr gefällt, mich abspritzen zu sehen – ein Wahnsinn.“

—André, 39

Gemeiname Masturbation ist sehr erotisch. In beiden steigert sich die Erregung, wenn sie ihren eigenen Körpern Vergnügen bereiten und dabei dem Partner zusehen, wie er dasselbe tut.

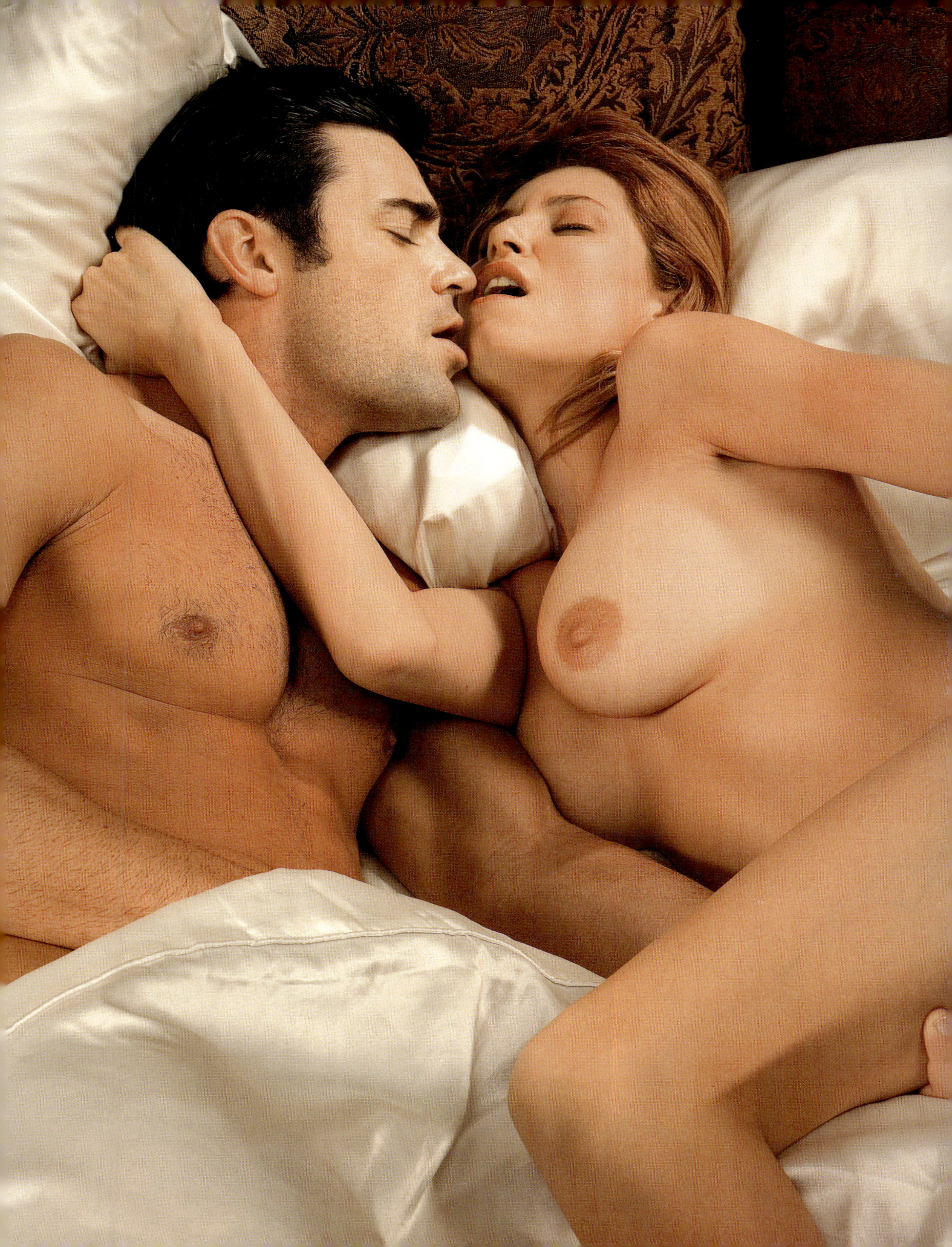

Kapitel 4

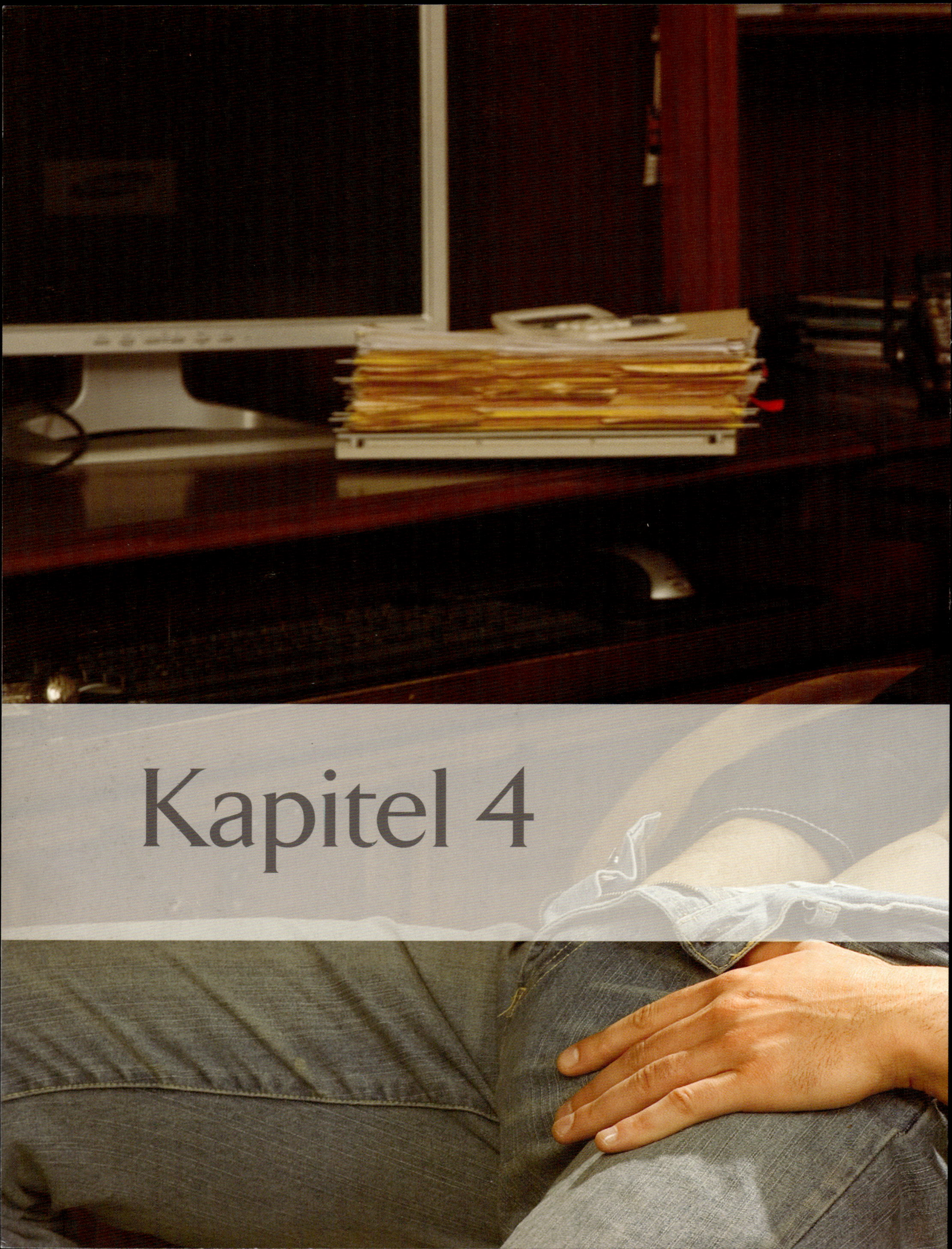

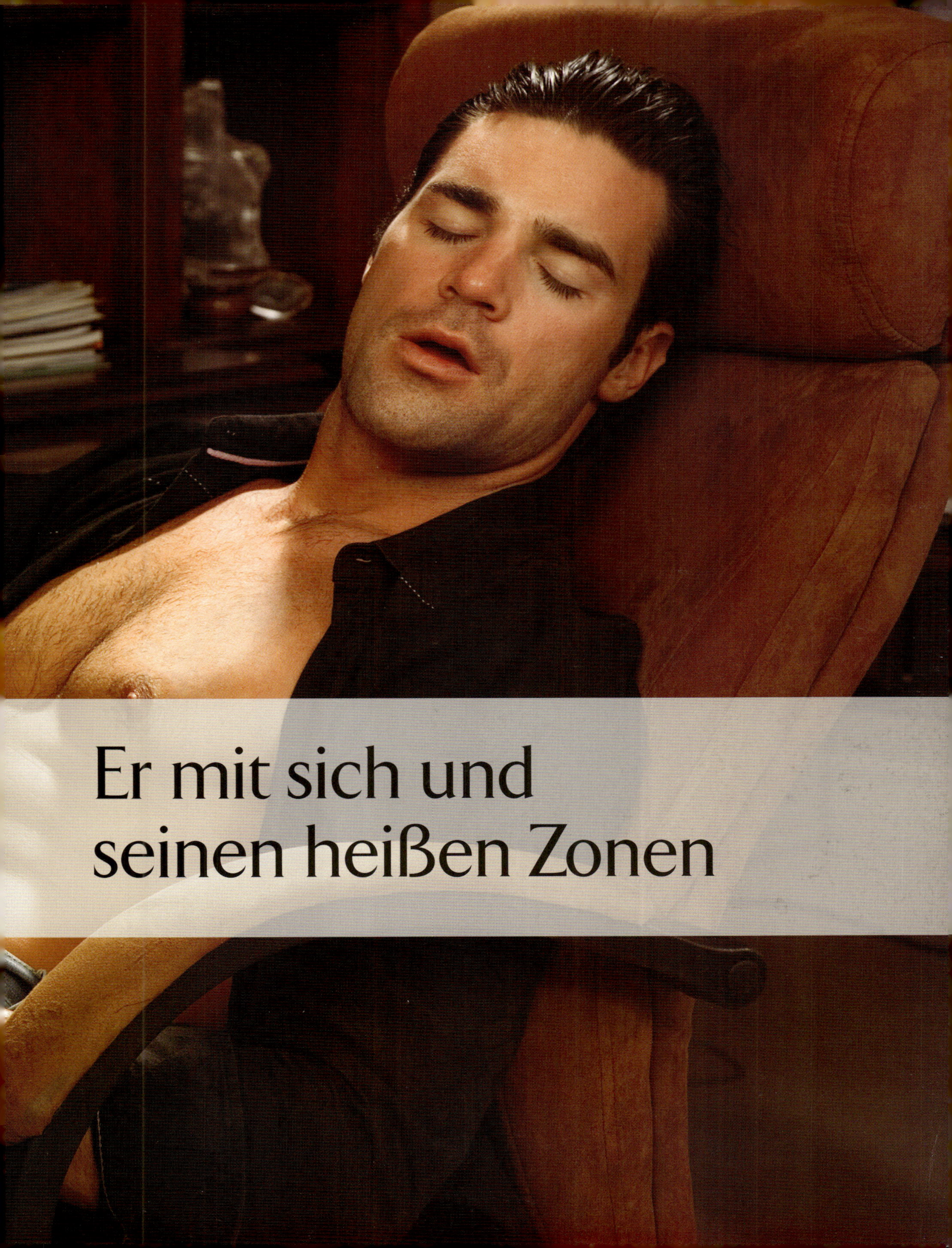

Er mit sich und seinen heißen Zonen

Den allermeisten Männern braucht man nicht zu sagen, dass Masturbation in Ordnung ist. Sofern sie sich nicht an strikte religiöse Verbote halten, haben sie keine Gewissenskonflikte, sich mit sich selbst zu vergnügen, wie immer noch viele Frauen.

Kann er zu viel masturbieren?

Jede Aktivität, von der man so besessen ist, dass das übrige Leben darunter leidet, ist zu viel. Die Chancen dafür, dass ein Mann zu viel arbeitet, sind allerdings weit höher als dafür, dass er zu viel onaniert. Wenn er in einer monogamen Beziehung ist und seine Libido stärker als ihre ist, ist Masturbation eine gute Sache. Wenn sie über zu wenig Sex klagt und er sich häufig selbst befriedigt, muss das nicht auf zwanghaftes Masturbieren hindeuten, sondern kann ein Problem anderswo bedeuten.

Aber wenn er sich vor dem Computer einen runterholt, während sie alleine im Bett schläft: Stimmt etwas mit der Beziehung nicht? Nicht unbedingt. Urteilen wir nicht vorschnell.

„Ich masturbiere in meinem Zimmer vor einem leichten Mittagessen, wollen Sie sich das ansehen?"

—**Salvador Dalí** zu einem Reporter, der ihn interviewte

ECHT GESAGT

Warum masturbieren wir?

„Mit meiner ersten Frau hat Sex so lange gedauert, dass ich mich lieber ins Bad geschlichen habe, um es mir selber zu machen, als bei ihr initiativ zu werden. Sex habe ich mir fürs Wochenende aufgespart, wenn ich eine Stunde aufbringen konnte, um sie zum Höhepunkt zu bringen. Nach der Scheidung war ich mit anderen Frauen zusammen und verstand das Problem: Viele Frauen wissen nicht, wie man kommt. Ich habe gelernt, wie man einen Orgasmus verschafft, nachdem ich 35 war. Meine zweite Frau ist sehr empfindsam. Sie kann bei einem Quickie kommen. Mit ihr gibt es mehr Möglichkeiten."

—Steve, 49

„Ich schau mir am Ende des Tages einen Porno an, spritze ab und krieche ins Bett. Cyberporn und ein Breitbandanschluss – das ist mein ‚Liebesleben'. Ich treffe niemanden. Ich habe keine Zeit für eine Beziehung. Porno ist allgegenwärtig, aber er ist ein Symptom, nicht das Problem. Da ist keine Zeit, um die Art von Beziehung zu einer Frau zu knüpfen, die zu tollem Sex führen kann. Also gibt es Porno am Computer."

—Brad, 28

„Masturbation hat meine Ehe gerettet. In meinen Zwanzigern wollte ich zweimal täglich Sex, morgens und in der Nacht, und noch mehr am Wochenende, wenn möglich. Meine Frau hat sich mit vier- bis fünfmal die Woche wohlgefühlt."

—John, 30

Masturbation als Lernhilfe

Wir Sexratgeber raten Frauen immer zur Masturbation, damit sie lernen, wie man zum Orgasmus kommt. Darüber brauchen Männer so gut wie nichts zu lernen – Reibung ist gleich Orgasmus. Männer masturbieren meist sehr rasch (und manchmal heimlich). Nehmt euch Zeit und eure Sex-Performance wird sich verbessern.

Die folgenden Techniken helfen, die Masturbation – und später den Sex – hinauszuzögern:

Gratwanderung

Stimulieren Sie Ihren Penis bis kurz vor der Ejakulation. Stoppen Sie dann! Ja, das braucht etwas Entschlossenheit, aber Sie können das schaffen. Sobald Ihre Erregung ein wenig abgeflaut ist, stimulieren Sie sich wieder bis kurz vor dem Orgasmus. Stoppen Sie erneut. Wiederholen Sie das so oft wie möglich. Sobald Sie gelernt haben, den Orgasmus bei der Masturbation hinauszuzögern, können Sie diese Fähigkeit auch beim Sex anwenden.

Masturbieren – variieren

Die meisten Männer masturbieren auf dieselbe, direkt zum Ziel führende Art: Den Penis fest umfassen und die Hand schnell auf und ab bewegen – sich „einen runterholen". Variationen der Bewegung sorgen für einen längeren Weg und für mehr Orgasmus-Kontrolle.

- **Schaftmassage:** Streicheln Sie langsam die Basis Ihres Penis, drücken und massieren Sie den Schaft.
- **Der langsame Einhänder:** Nehmen Sie Ihren Penis in eine Hand und streichen Sie mit dem Daumen oder den Fingern der anderen Hand langsam auf und ab. Variieren Sie den Druck.
- **Kreiseln:** Führen Sie Ihre flache Hand in Kreisbewegungen über Ihre Eichel.
- **Der langsame Bihänder:** Verwenden Sie beide Hände an Ihrem Schaft, um die Auf-und-Ab-Bewegung in Zeitlupe zu vollführen.
- **In die Hand:** Legen Sie die flache Hand über die Eichel. Mit den Fingern der anderen Hand onanieren Sie; variieren Sie Druck und Geschwindigkeit.
- **Der Eicheldrücker:** Pressen Sie am Ende einer Auf-Ab-Bewegung die Eichel zusammen – so stark wie es Ihnen behagt.
- **Der Offenhänder:** Legen Sie Ihren Penis in Ihre Handfläche und schließen Sie Ihre Fingerspitzen leicht um ihn. Vollführen Sie langsame, sachte Bewegungen, während die Hand stets offen bleibt. Das fühlt sich eher wie eine zärtliche Berührung als Masturbation an und macht Sie ruhiger und empfänglicher für die subtileren Empfindungen.

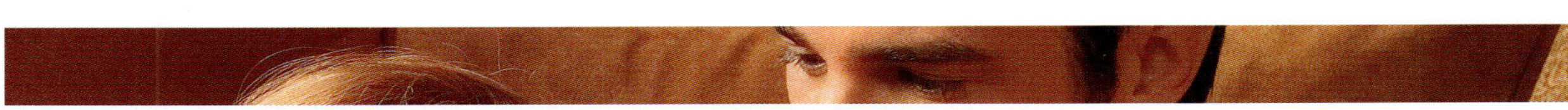

Sein Spielzeug: Der Penisring

Ein einfacher Penisring schließt sich unterhalb der Hoden um die Basis des Schafts, um die Erektion zu stärken und zu verlängern. Aus Leder oder Metall gefertigt, fördert er den Blutfluss in und verringert den Blutfluss aus dem Penis; er kann nicht für zu lange getragen werden. Vibrierende Cockringe sind gewöhnlich aus weicherem Material gefertigt und sitzen nicht so fest. Die von Batterien erzeugten Vibrationen sind erregend – für ihn, aber beim Verkehr auch für sie.

Trojan bietet mittlerweile Kondome mit anschließbarem, vibrierendem Penisring an. Andere erzeugen Wegwerf-Cockringe. Die haben zwar nicht die Stärke der dauerhafteren Modelle, sind aber mehr als bloß eine Neuheit. Schicke Frauen tragen sie in ihren Handtaschen . . . nur für den Fall.

„Wir wissen, dass 80 % der Frauen und 90 % der Männer masturbieren; die übrigen lügen."

—Dr. Joycelyn Elders, Leiterin des öffentlichen Gesundheitsdienstes unter US-Präsident Clinton, die Masturbation als Form von gesundem Sex propagierte.

Seine „Hot Spots"

So wie sie hat er auch heißen Zonen, „magische Punkte" seines Körpers. Sie wissen, wo die meisten – seine und Ihre – sich befinden (ihre werden in Kapitel 3 behandelt). Vielleicht gibt es aber auch noch die eine oder andere Überraschung. Masturbieren Sie mit Genuss und beobachten Sie, wie die folgenden Punkte auf unterschiedliche Berührungen reagieren.

Der E-Punkt

Die Eichel ist *die* heiße Zone des Mannes, entsprechend der Klitoris bei der Frau. Wer weiß das nicht? Weil die Eichel so erogen ist, wird der untere Eichelrand – die Glansfurche – häufig übersehen. Er ist ganz besonders empfindlich für Berührung. Führen Sie Ihren Finger daran herum – fühlt sich das nicht gut an? Genau das macht auch ihre seidenweiche Zunge, wenn sie bei der Fellatio um Ihre Eichel kreist.

Eine Bewegung, die übrigens schon vor Jahrhunderten zum Repertoire italienischer Kurtisanen gehörte.

Der F-Punkt

Das Frenulum oder Vorhautbändchen verbindet Eichel und Vorhaut an der Unterseite des Penis. Es ist bei den meisten Männern höchst sensitiv. Manche Männer kommen schneller, wenn Frauen bei der Fellatio den F-Punkt stimulieren. Wenn diese Zone eine Ihrer heißesten ist, bitten Sie Ihre Partnerin, sich besonders um sie zu kümmern.

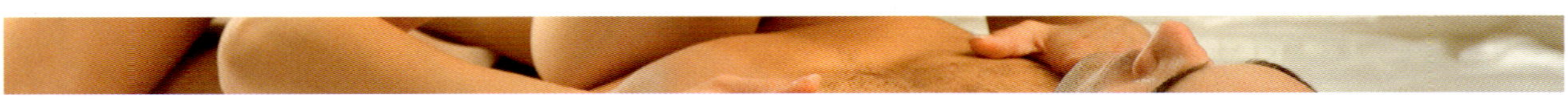

Die R-Zone

Die Raphe penis oder Penisnaht ist eine sichtbare, wenn auch unterschiedlich stark ausgeprägte Verwachsungslinie, die von der Unterseite des Penis über den Hodensack bis zum Perineum führt. Dieser Bereich der männlichen Anatomie wird beim Sex allzu häufig übersehen. die Haut des Skrotums (Hodensack) ist sehr sensitiv, vergleichbar den Schamlippen der Frau. Führen Sie Ihre Fingerspitzen sanft entlang der Raphe und beobachten Sie, was das für Sie macht.

Die P-Zone

Das Perineum ist ein etwa zwei Zentimeter großer Bereich zwischen dem Anus und dem Ansatz des Skrotums – und wird sogar noch mehr vernachlässigt als die Raphe. Reich an Nervenenden, ist das Perineum für manche Männer die zweitwichtigste heiße Zone. Setzen Sie Daumen oder Fingerkuppen ein, um es zu stimulieren. Fangen Sie leicht an und erhöhen Sie den Druck, wenn Ihnen danach ist.

Der G-Punkt

Ja, auch Männer haben einen. Er befindet sich im Körper, hinter dem Perineum. (Ich spüre, wie manche von Ihnen nervös werden.) Sie können den G-Punkt auf zwei Arten erreichen: indem Sie das Perineum drücken oder indem Sie einen Finger in den Anus einführen und dieselbe Komm-her-Bewegung machen, mit der sich auch ihr G-Punkt finden lässt.

Viele Männer lieben die G-Punkt-Stimulation. Manche hassen sie. Wie es Ihnen damit geht, finden Sie am besten zunächst auf eigene Faust heraus.

Individuelle heiße Zonen

Wie Frauen haben auch Sie Ihre individuellen heißen Punkte, Zonen hoher Sensitivität abseits der Genitalien. Dazu gehören die Ohren, Hals, Schenkelinnenseiten, Schläfen, Augenlider, Nippel und Hinterbacken. Spüren Sie dort postorgasmisch mit Ihren Fingern nach. Wenn Lustschauer zu fühlen sind, sagen Sie ihr, wo.

„Heiße Zonen sind Auslöseknöpfe für den persönlichen Genuss. Drückt sie."

—**Dr. Ava Cadell,** Sexologin und Autorin

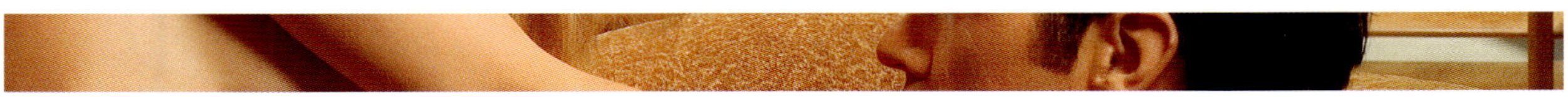

Verbinden der Punkte

Wenn Sie Ihre heißen Zonen stimulieren, egal ob oral, manuell oder durch Penetration, wird Ihr Sex besser. Wie wäre es, eine Liebesnacht der gegenseitigen Erkundung der „magischen Punkte“ zu widmen?

Hier einige Vorschläge:

- Beim Vorspiel könnte er ihren A- und danach ihren G-Punkt streicheln – und wieder zurück. Setzen Sie Bewegungen im und dann gegen den Uhrzeigersinn ein.

- Übersehen Sie beim Cunnilingus ihren H-Punkt nicht. Wechseln Sie vom K- zum H-Punkt, wenn sie dem Orgasmus nahe ist. Reizen Sie sie, indem Sie hin und her springen, bis sie sich ergeben muss.

- Machen Sie sich keine Sorgen, weil Sie seinen Penis nicht tief in den Rachen aufnehmen können, ohne zu würgen. Konzentrieren Sie sich bei der Fellation auf seinen E-Punkt und die R-Zone, ohne die P-Zone gänzlich zu vernachlässigen. Er merkt nicht, dass Sie nicht seinen ganzen Schaft in den Mund nehmen, und es kümmert ihn auch nicht.

Machen Sie was immer nötig, um beim Verkehr die Hot-Spot-Trefferquote zu maximieren: bei ihr die Klitoris, der A- und der G-Punkt, bei ihm E- und F-Punkt sowie R-Zone.

Und noch ein paar Vorschläge (die beiden letzten erfordern vielleicht etwas Übung):

- In der Missionarsstellung legt er ihre Füße auf seine Schultern oder legt ihr ihre Knie auf ihre Brust und die Füße flach auf seine Brust. Er kann sie auch mit seinen Unterarmen in ihren Kniekehlen unterfassen.

- Wenn sie oben ist, sollte sie sich vor und zurück lehnen; das ist weit effektiver, um heiße Punkte zu erwischen, als auf und ab zu reiten.

- In der Löffelstellung liegt sie auf der Seite mit dem Rücken zu ihm, in den Knien und der Hüfte leicht gebeugt. Ebenso in der Hüfte und den Knien leicht gebeugt dringt er von hinten in sie ein.

- Versuchen Sie die X-Position, adaptiert von der Kamasutra-Stellung „Die Frau übernimmt den Part des Mannes.“ Stellen Sie sich vor, dass Ihre Körper ein X formen, wobei die Genitalien den Kreuzungspunkt bilden. Er sitzt mit geradem Rücken am Bettrand, ein Bein entlang des Bettes, das andere auf den Boden (oder einen bereitgestellten Hocker) ausgestreckt. Sie sitzt rittlings über ihm, beide Beine liegen auf seinen Schultern.

- Versuchen Sie die Yabyum-Stellung. Für Anleitungen siehe Kapitel 13.

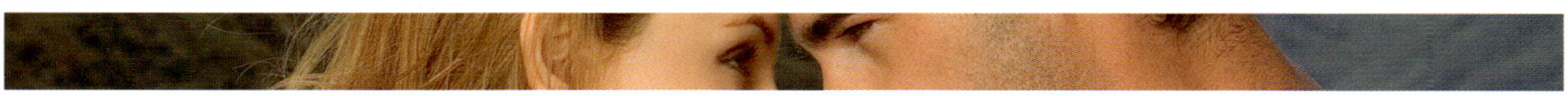

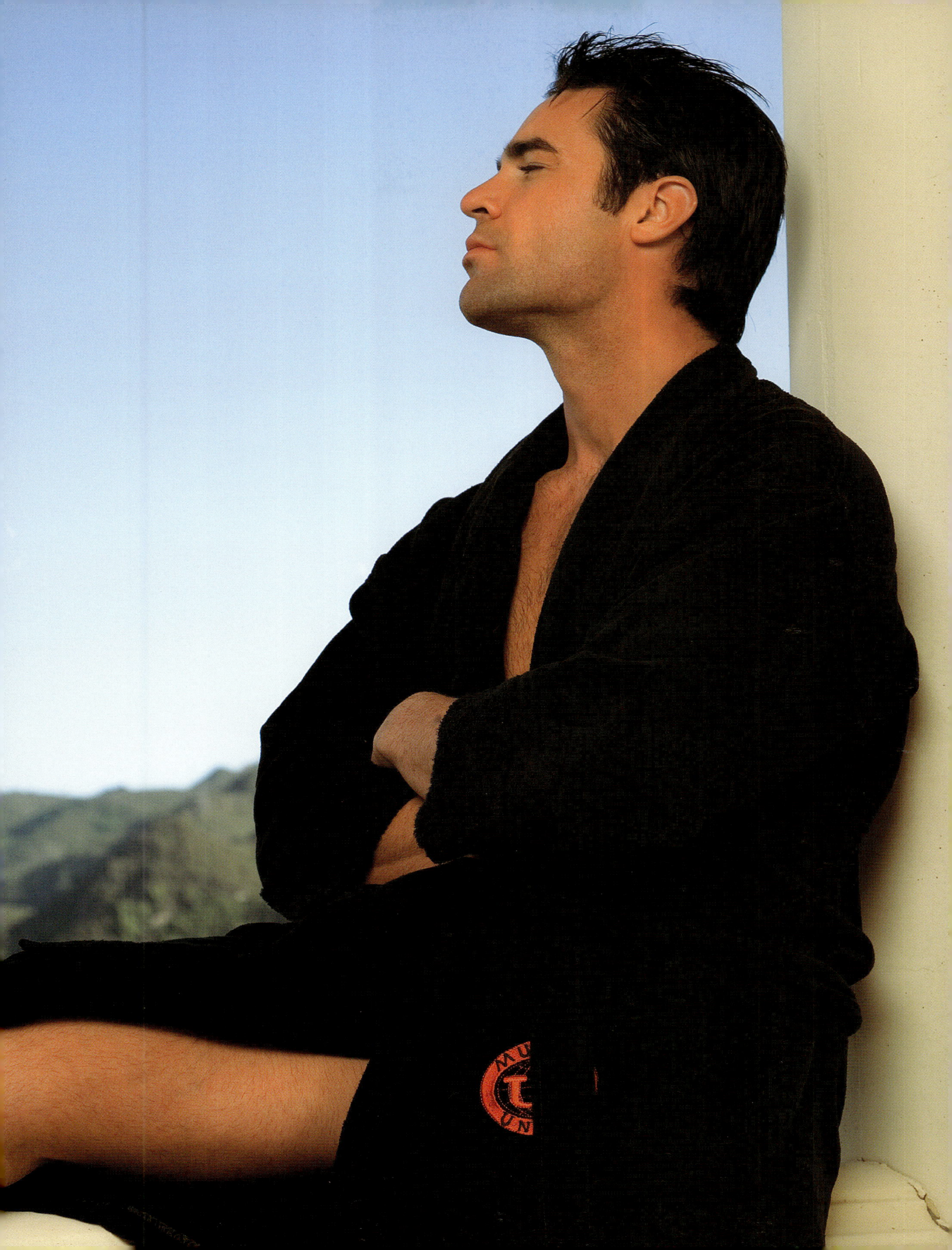

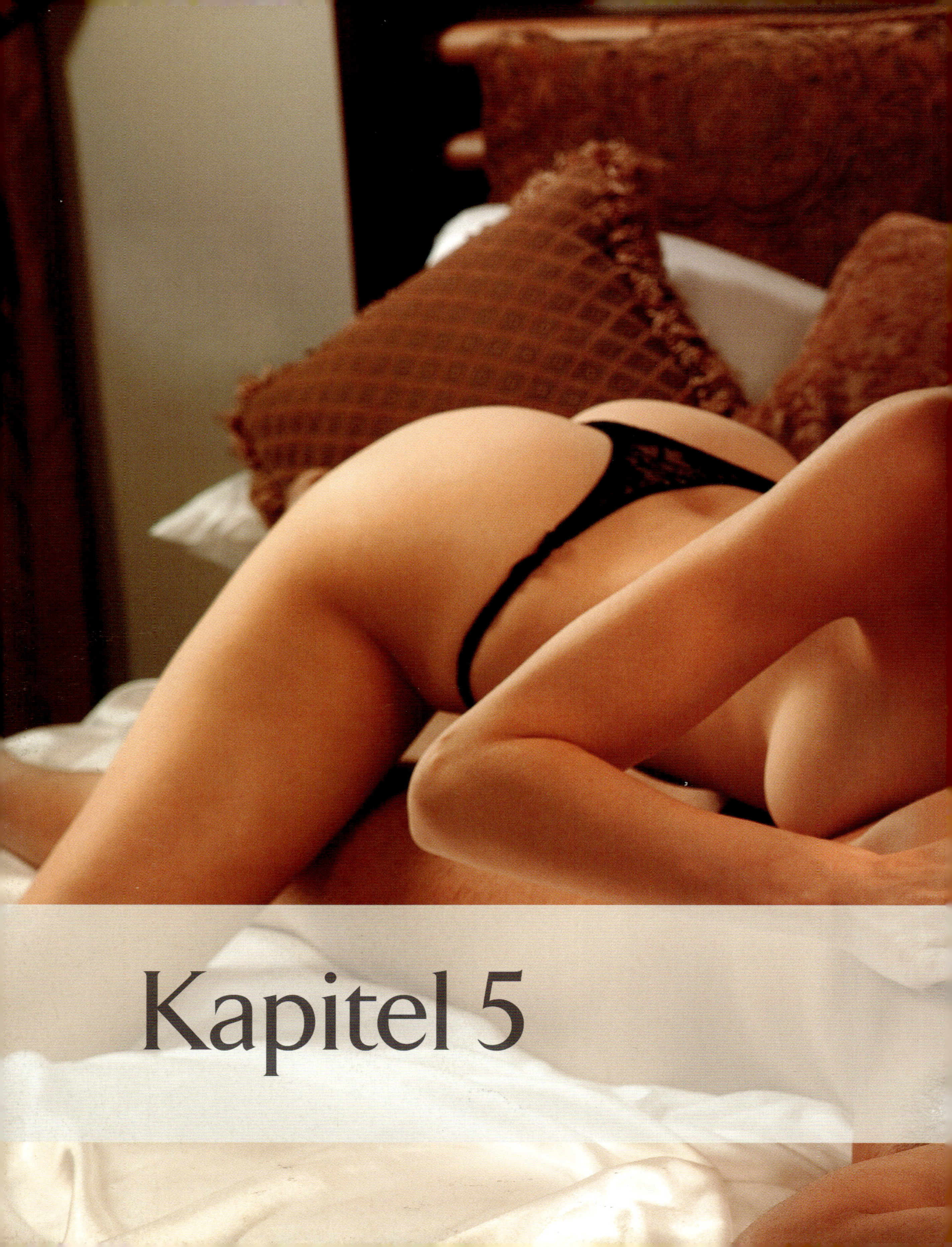

Kapitel 5

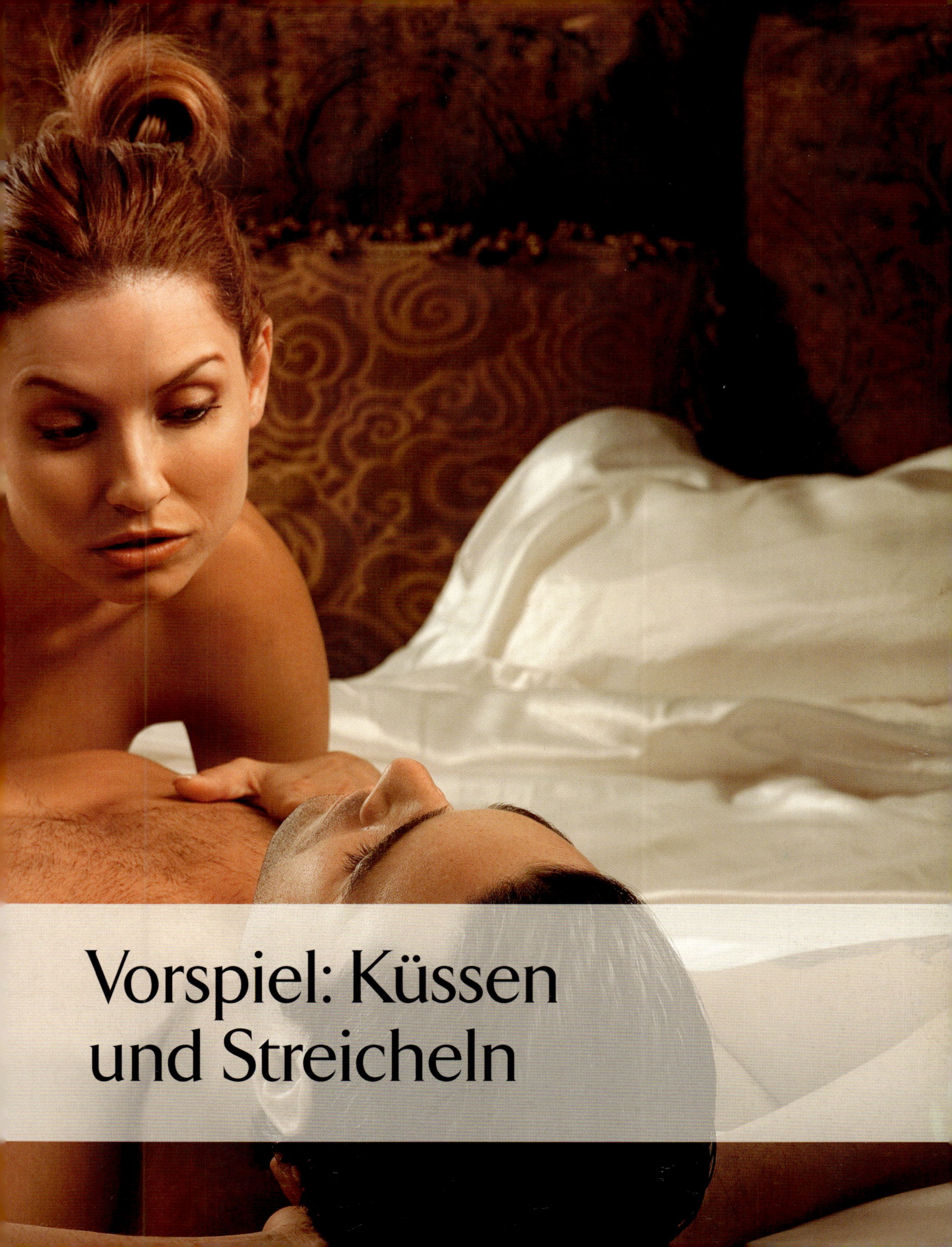

Vorspiel: Küssen und Streicheln

Zuallererst gilt es, den Geist des/der Liebsten zu verführen. Verführung spielt sich tatsächlich zum Großteil in den Köpfen ab. Menschen, die dieses Spiel beherrschen, wissen, wie man sich selbst dazu bringt, sich interessant und begehrenswert zu fühlen. Sie wissen, wie man Augenkontakt schließt – und wann ein Blick zu senken ist. Sehen Sie in diese Augen und Sie erblicken das Versprechen erotischer Erfüllung. Ob Sie diese Person gerade eben getroffen haben oder schon 20 Jahre mit ihr verheiratet sind, ihre Augen vermitteln noch etwas mehr als leidenschaftliches Interesse allein: die starke Empfindung eines unverletzlichen Selbst. Ein wahrhaft verführerischer Mensch ist der Mann oder die Frau, die man nicht besitzen kann. Er oder sie wird sich mit Ihnen teilen, sich dabei aber nicht selbst her- oder gar aufgeben. Und gerade das ist sexy.

Behalten Sie diese Mythen und Falschinformationen über das Vorspiel im Hinterkopf (das Folgende ist *nicht* wahr):

- In etablierten Beziehungen erübrigt sich die Verführung.
- Männer brauchen kein Vorspiel.
- Frauen brauchen immer eine Menge Vorspiel.
- Ein leidenschaftlicher Kuss ohne Zunge ist nicht vorstellbar.
- Das Küssen verliert nach einiger Zeit des Zusammenseins an Bedeutung.

Vorspiel: Präludium des Orgasmus

Manchmal ist ein Quickie genaus das, was Sie wollen und brauchen. Sie sind beide heiß aufeinander, weil das Vorspiel im Geist schon seit Stunden, vielleicht seit Tagen andauert. Wenn sie schlau genug ist, sich einige Minuten vor der Begegnung selbst zu stimulieren, werden höchstwahrscheinlich beide zum Orgasmus kommen.

Zu anderen Zeiten braucht es etwas oder weit mehr an Vorspiel. Und bei besonderen Gelegenheiten können Verführung und Vorspiel so in die Länge gezogen werden, dass sie sich in eigenständige erotische Events verwandeln und alleine schon genug sein könnten, wenn nur dieser Orgasmus nicht so verlockend wäre.

Zu Elementen des Vorspiels gehören:

- Der Aufbau sexueller Spannung durch Halten, Berühren und Zärteln
- Geflüsterte Liebesworte oder Frivolitäten
- Küssen!
- Sinnliches Streicheln des Körpers
- Erotische Massage (bei verlängertem Vorspiel)
- Handspiele an den Genitalien
- Oralsex (der auch für sich alleine stehen kann – siehe Kapitel 6)

Ein sehr hoher Erregungszustand führt in der Regel zu weit intensiveren Orgasmen, machen Sie also das Vorspiel zu einem ungewöhnlichen Ereignis.

Augenkontakt ist der vielleicht wichtigste Schlüssel zur Verführung. Blicken Sie Ihrem Partner in die Augen und sehen Sie das Versprechen erotischer Erfüllung.

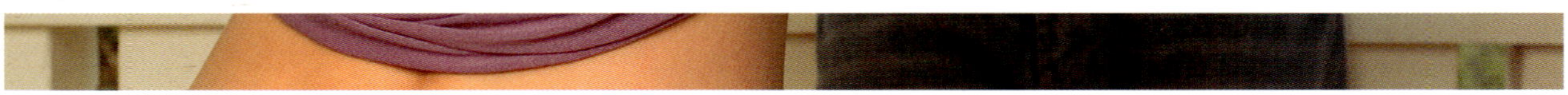

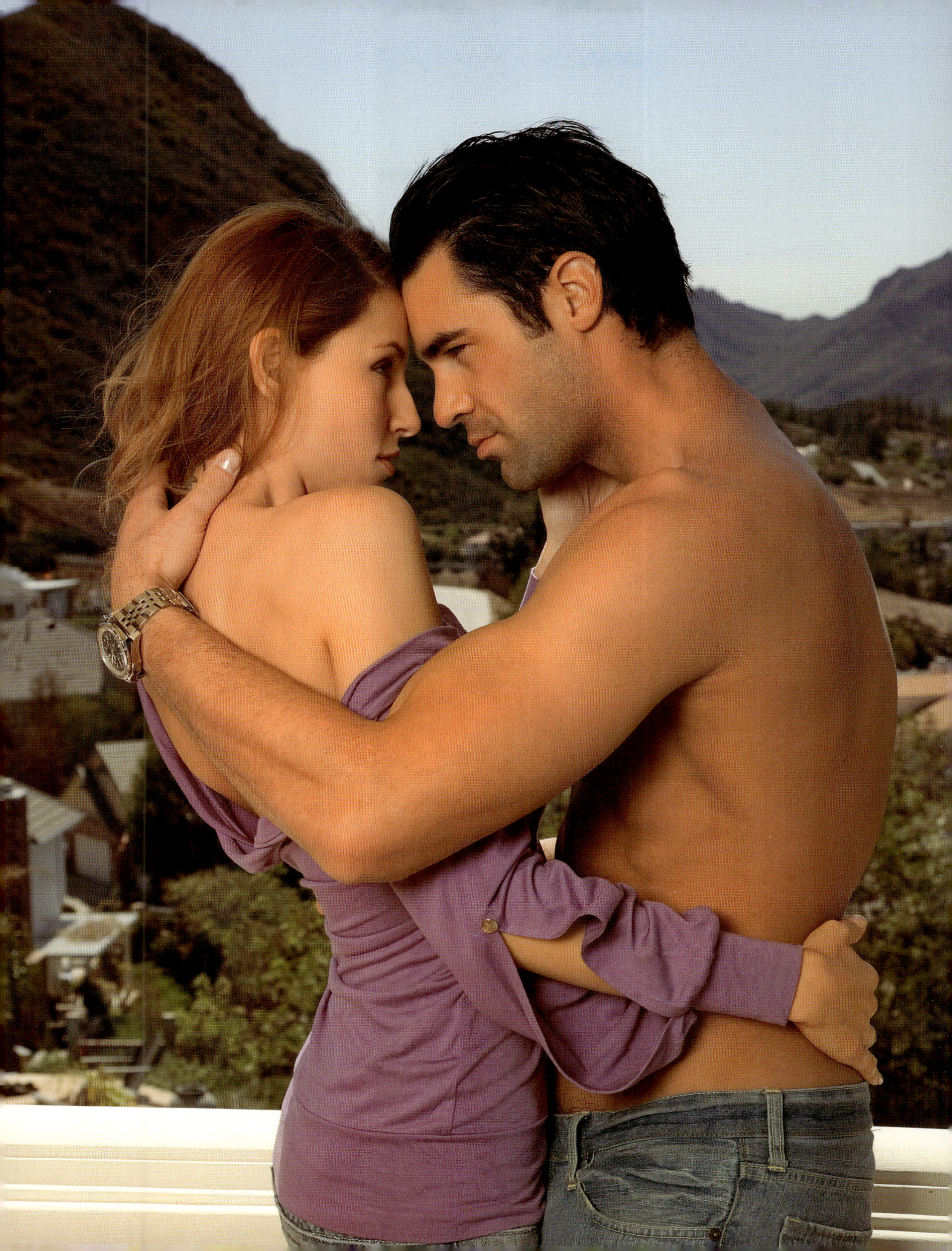

Necken

Neckereien sind verführerisch, ob visuell oder verbal. Es sind Spiele mit dem Geist, Auslöser für Fantasien, Versprechen, die gehalten werden – oder auch nicht.

Visuelles Necken

Von Kleinigkeiten wie dem Öffnen der ersten Knöpfe seines Hemds oder ihrer Bluse über das gekonnte Herzeigen des Spitzensaums der Kniestrümpfe beim Übereinanderschlagen der Beine bis zum langsamen Strip für den Liebsten – visuelle Neckereien funktionieren, weil Männer und Frauen auf optische Reize anspringen.

Denken Sie daran, wenn Sie sich fürs Ausgehen „einladend“ anziehen wollen. (Wenn Sie wie Britney Spears aussehen, haben Sie zu viele zur Party eingeladen.) Manches funktioniert immer: ihre High Heels, das Dekolleté, die Ahnung steifer Nippel unterm Seidenhemdchen; sein gut sitzender Anzug, das Hemd geöffnet, die Krawatte für den Abend beiseite gelegt. Manches funktioniert nur für Sie; finden Sie heraus, was.

Lernen Sie zu gehen. Er bewegt sich geschmeidig und zielgerichtet. Ihr Gang kommt in lockeren Wellen direkt aus dem Becken. So kommt man dazu – und weckt die Kundalini-Energie.

- **Das Becken hüpft:** Legen Sie sich auf den Rücken, die Handflächen auf Ihren Hinterbacken, die Knie gebeugt. Heben Sie Ihr Becken leicht an und lassen Sie es nieder, wobei Ihr unterer Rücken sanft auf und ab schwingt, während Sie scharf einatmen.

- **Das Becken stößt:** Stehen Sie, die Hände an den Hüften. Kreisen Sie Ihr Becken nach rechts, dann nach links. Atmen Sie beim Beckenstoß nach vorne aus, beim Zug nach hinten ein.

Verbales Necken

Haben Sie schon einmal mit einer potenziell heißen Verabredung korrespondiert, nur um beim Klang seiner oder ihrer Stimme sämtliche lustvollen Fantasien zerstört zu sehen?

Die Stimme ist wichtig. Halten Sie Ihre Stimmlage tief. Hören Sie sich an, wie Sie auf Band klingen. Wenn ein nasales Wimmern oder eine andere akustische Katastrophe zu vernehmen ist, versuchen Sie das zu bessern.

Achten Sie auf süße Nichtig- und Doppeldeutigkeiten. Die können hohl, närrisch oder kindisch sein; bei Verbalerotik geht es nur um den begehrenswerten Klang.

„Was Heteros Vorspiel nennen, ist dem, was Lesben Sex nennen, erstaunlich ähnlich und führt mit weit höherer Wahrscheinlichkeit zum weiblichen Orgasmus.“

—**Ann Regentin**, im *Clean Sheets* Online-Magazin

Versuchen Sie es mit visueller Neckerei – wie einem langsamen Strip –, um für die richtige Stimmung zu sorgen. Männer und Frauen mögen optische erotische Reize.

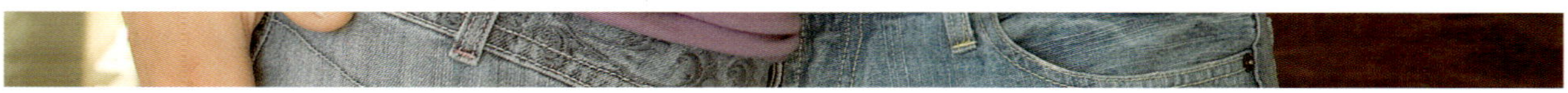

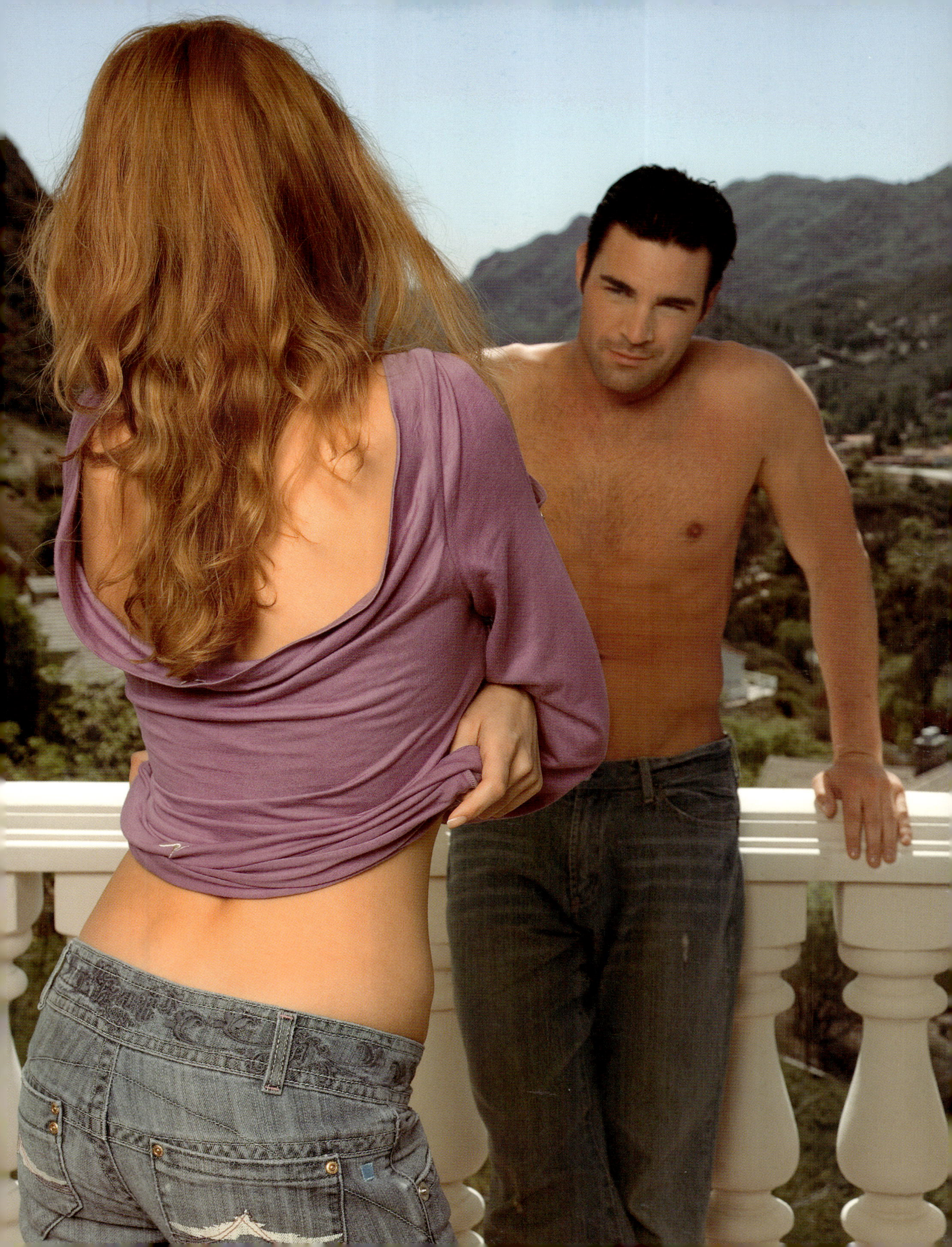

Der essenzielle Kuss

Wenn Sie die Art, wie jemand küsst oder auf Ihre Küsse reagiert, nicht mögen, werden gemeinsame Betterlebnisse wahrscheinlich wenig begeisternd ausfallen. Der Mund ist ein erotisches Organ – sichtbar, zugänglich und doch intim und privat. Küsse sind für Männer wichtig, für Frauen sind sie essenziell. Ihre Macht ist so groß, dass sogar Wissenschafter den Kuss als eine Art persönlichen chemischen Botschafter anerkennen, der mittels der Zusammensetzung des Speichels biologische Signale auszusenden vermag. Und zu viel Speichel ertränkt einen guten Kuss.

Fangen Sie mit dem Küssen anderswo an und arbeiten Sie sich zum Mund vor. Liebkosen Sie ihren Hals, lecken Sie an ihren Ohren, küssen Sie ihre Kehle.

Wenn Sie nackt im Bett sind, küssen Sie ihre Kniekehlen. Lecken Sie ihre Nippel. Wechseln Sie die raue Ober- mit der glatten Unterseite der Zunge ab, um unterschiedliche Reize herbeizuführen. (All das funktioniert auch bei Männern.)

Wenn Sie angezogen sind, küssen Sie ihren Handrücken. Drehen Sie die Hand und küssen Sie die Innenseite. Lassen Sie dann Ihre Lippen auf ihrem Handgelenk, bis Sie ihren Puls in Ihren Lippen spüren können.

Nehmen Sie ihr (oder sein) Gesicht in Ihre Hände. Streichen Sie mit Ihren zärtlich über ihre Lippen. Ziehen Sie zurück. Drücken Sie Ihre Lippen sanft auf ihre und sehen Sie ihr dabei in die Augen.

Erforschen Sie eine Lippe nach der anderen mit verspielten, neckenden Küssen. Saugen Sie zärtlich an jeder Lippe. Fahren Sie mit Ihrer Zungenspitze die Konturen ihres Mundes nach.

Und jetzt der Zungenkuss. Spielen Sie mit Ihrer Zungenspitze mit der Spitze ihrer Zunge, den Innenseiten ihrer Lippen, ihren Zähnen. Küssen Sie voller Leidenschaft, aber verüben Sie mit Ihrer Zunge keinen Anschlag auf ihren Mund.

ECHT GESAGT

Wie wichtig ist ein guter Kuss?

„Ein schlaffer Küsser legt seine Lippen auf deine, als wäre er ein Stück Fleisch und du ein blaues Auge. Einen Schlaffkuss kann ich nicht ertragen. Wenn ein Mann nicht mehr drauf hat, kann er mich vergessen."

—Claire, 40

„Gute Küsser sind selten. Die meisten Männer dringen ohne Vorwarnung mit – viel zu viel – Zunge ein! Man kann ihnen aber beibringen, wie man küsst. Ich habe es jedem Mann, mit dem ich was hatte, gezeigt. Ich nehme einfach ihr Gesicht in die Hand und sage: ‚So mag ich es.' Und zeiges es ihnen."

—Monica, 33

„Der Kuss entscheidet über grünes oder rotes Licht. Männer müssen das begreifen. Ich nehme mir Zeit, wenn ich eine Frau küsse. Sie wünscht sich eine sinnliche Erfahrung, und das ist genau mein Ding. Es gibt aber auch etwas, das die Frauen begreifen müssen. Wenn dich ein Mann nicht küssen will, steht er nicht besonders auf dich. Dann geht es ihm nur um irgendeine Möse."

—Rob, 29

Denken Sie daran, dass der Mund Ihres Partners ein eigenständiges erotisches Organ ist. Küsse sind wichtig für Männer, aber essenziell für Frauen.

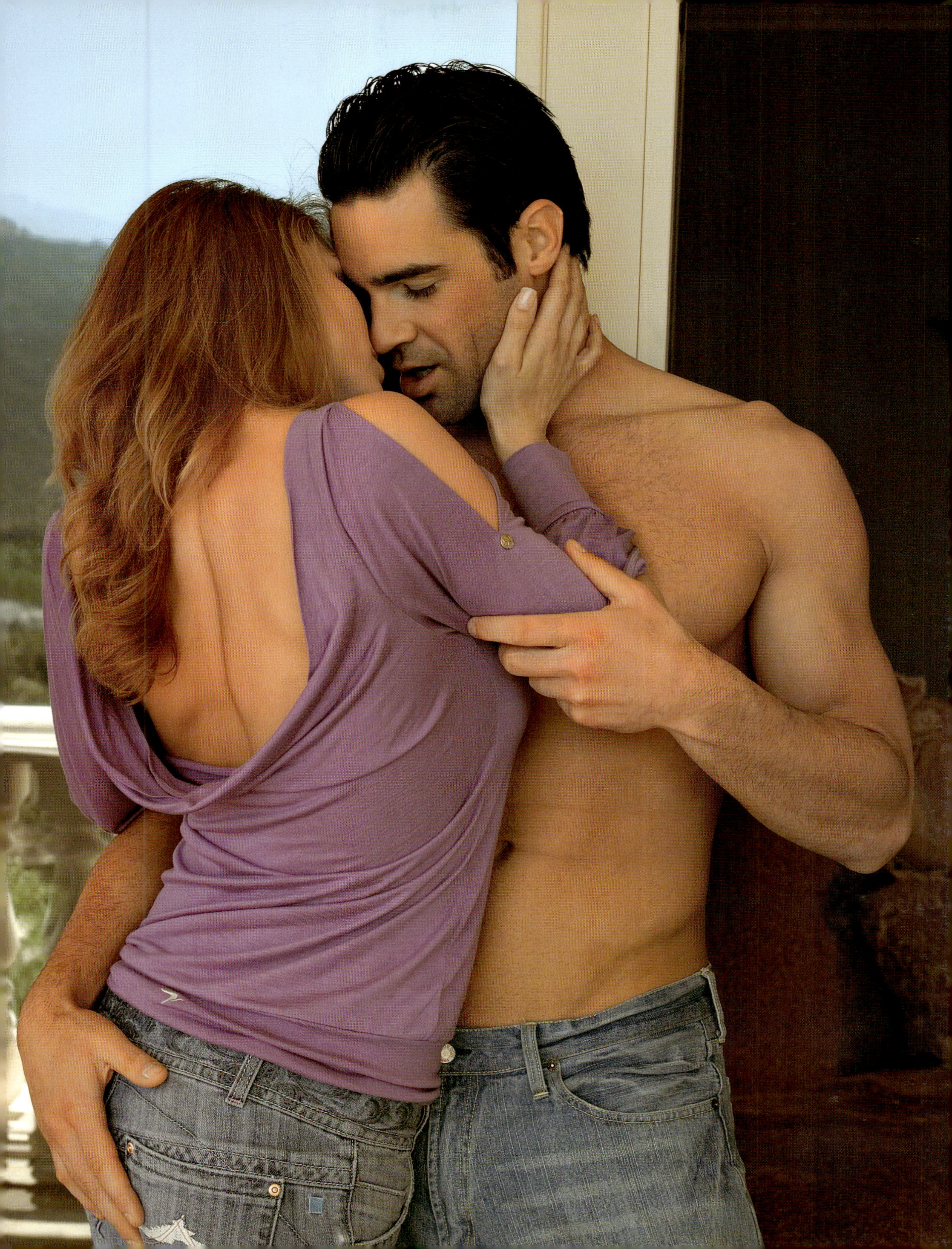

Berühren und Streicheln

Wie sieht der erste körperliche Kontakt aus? Man berührt einander im Gespräch an Händen oder Armen. Vielleicht rückt sie seine Krawatte zurecht. Er streicht ihr die Haare aus dem Gesicht. Wenn sich die Hand auf der Haut gut anfühlt, gibt es mehr Berührungen. Wenn nicht, endet die Geschichte an dieser Stelle.

Die Berührung ist ein Schlüsselelement beim Sex, dennoch arbeiten nur wenige von uns an ihren manuellen Fertigkeiten, sobald die Berührung der Hand von einem neuen Liebhaber akzeptiert worden ist.

Zunächst muss die Berührung stimmen. Wenn Sie Ihre Liebste halten und zärtlich streicheln, berühren Sie sie so, wie sie berührt werden will. Die meisten Menschen reagieren auf Sanftheit, mit mit der Erregung wachsendem Druck. Gehen Sie nicht direkt auf die Brüste oder Genitalien los. Streicheln Sie ihr Schlüsselbein. Massieren Sie seine Brust. Liebkosen Sie Schenkel und Hinterbacken. Machen Sie etwas Unerwartetes wie z. B.:

- Mit den Fingerkuppen leicht auf dem Körper der Liebsten spielen
- „Duft küssen" – seinen oder ihren Geruch am Nacken, den Brüsten und inneren Schenkeln einsaugen
- Verwenden Sie Seide, Federn, Rosenblätter o. Ä., um damit Nippel und Genitalien zu berühren
- Seinen Penis zwischen die Brüste nehmen

So vorspielt mann mit ihr

Packen Sie nicht sofort die Brüste und drücken fest. Achten Sie auf ihre Signale: Stöhnt sie lustvoll, wenn Sie ihre Nippel hart angreifen? Oder nicht?

Hier einige Streicheltechniken, die den meisten Frauen gefallen:

- Nehmen Sie vor allem anderen ihr Gesicht in die Hände, küssen Sie ihre Augenlider und streicheln Sie ihre Wangen und ihre Stirn mit dem Daumen, während eine Hand weiter ihr Gesicht hält.
- Massieren Sie ihre Brüste mit der flachen Hand.
- Lassen Sie Ihre Hand, deren Finger ein V bilden, über ihre Brust gleiten, sodass ihr Nippel zwischen das V gerät. Küssen Sie jetzt diesen Nippel.
- Nehmen Sie ihren Nippel vorsichtig zwischen zwei Finger und drücken Sie leicht.
- Liebkosen Sie ihre inneren Schenkel von den Knien aufwärts. Lassen Sie Ihren Daumen oder Ihre Finger am Ende des Weges über ihre Vulva streifen.
- Lassen Sie nichts aus: ihr Rücken, ihre Schultern, Beine, Bauch – jeder Teil wird gerne zart berührt.
- Setzen Sie leichte Kreisbewegungen mit den Fingerspitzen für Berührungen ihrer Genitalien ein. Spreizen Sie ihre Venuslippen. Machen Sie lange Striche mit den Fingern an den äußeren Lippen. Krümmen Sie dann einen oder zwei Finger und streicheln Sie ihre inneren und äußeren Labia mit dem Fingerrücken zwischen Knöchel und erstem Gelenk. Massieren Sie ihre Lippen und arbeiten Sie sich bis zum Anus vor.

Liebkosen Sie ihre inneren Schenkel von den Knien aufwärts. Lassen Sie Ihren Daumen oder Ihre Finger am Ende des Weges über ihre Vulva streifen.

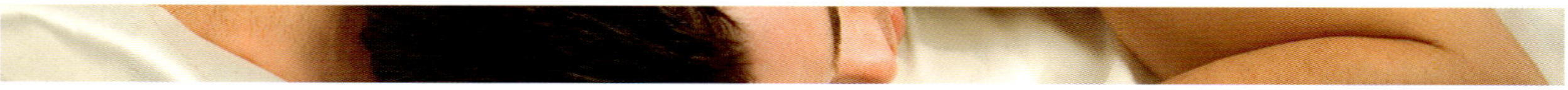

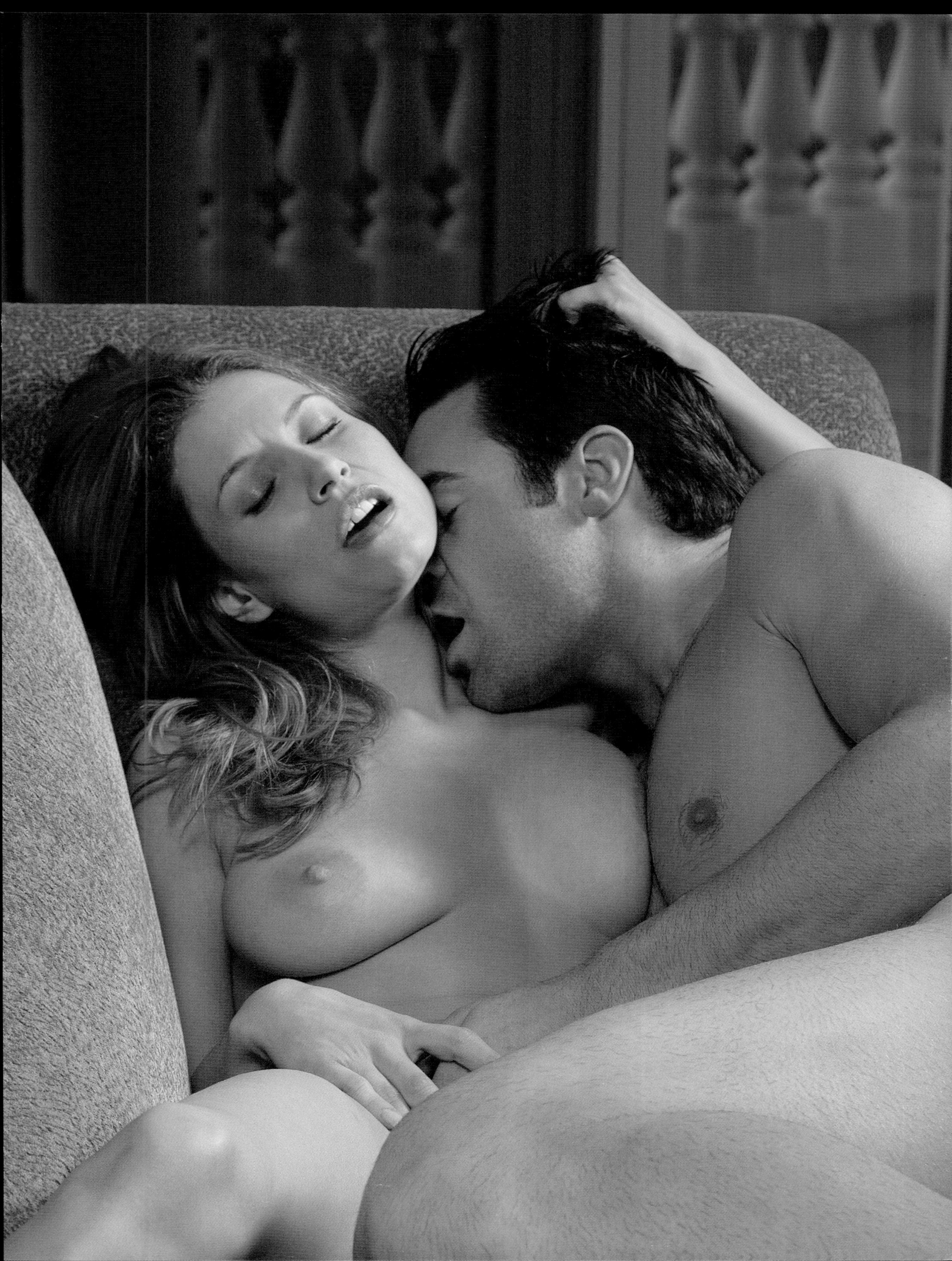

- Wechseln Sie diese Technik mit einer ab, bei der nur Daumen oder Zeigefinger zum Einsatz kommen.

- Kreisen Sie mit den Fingern abwechselnd im und gegen den Uhrzeigersinn um ihre Klitoris. Streichen Sie mit einem Finger an beiden Seiten der Klitoris herunter. Kreisen. Streichen.

- Wenn sie direkte klitorale Stimulation mag, können Sie ihre Lustknospe zwischen zwei Finger nehmen und sachte kreisen. Sollte ihr das, wie vielen Frauen, zu intensiv sein, kreisen Sie mit der Fingerspitze über der Klitoris (auf 12 Uhr).

- Bauen Sie den G-Punkt mit ein. Während Sie die 12-Uhr-Rotation fortsetzen, führen Sie einen oder zwei Finger in ihre Vagina ein und massieren ihren G-Punkt (siehe S. 44).

- Lassen Sie Ihre Fingerspitze jetzt rasch um ihre Klitoris kreisen. Seien Sie nicht überrascht, wenn sie bei diesem Orgasmus ejakuliert.

So vorspielt frau mit ihm

Manche Männer wollen in der Öffentlichkeit keinerlei Zuneigung zeigen. Sogar privat sind sie vielleicht nicht zärtlich zugewandt, bis sie bereit für Sex sind. Wenn er nie im Kino Ihre Hand hält, sich nie Ihren Arm auf der Straße unterhakt oder Sie einfach so umarmt und hält, verdient er wirklich nichts von dem, was Sie ihm geben wollen. Obwohl er wie andere, bessere Männer, darauf reagieren würde.

- Kneten Sie *sanft* seine Schultern und den Rücken – nicht so kräftig wie eine Masseurin.

- Kreisen Sie mit Ihren Händen über seinen Rücken, von der Wirbelsäule aufwärts und an die Flanken. Setzen Sie alternativ geschmeidige Gleitstriche ein.

- Streichen Sie mit einem oder zwei Fingern über seinen Rücken, die inneren Schenkel und den Hals.

- Vollführen Sie diese langen Striche auch auf seiner Brust, den Schenkeln und dem Bauch.

- Machen Sie etwas Unerwartetes: Streichen Sie mit einem Finger über sein Gesicht, auch über die empfindsamen Zonen der Augenlider und Ohren.

- Knien Sie zwischen seinen Beinen. Ergreifen Sie seine Hoden mit den Fingern und streicheln Sie sie einen nach dem anderen mit dem Daumen. Legen Sie dann einen, danach den anderen Hoden in Ihre Handfläche und tippen Sie ihn leicht mit den Fingerkuppen an.

- Halten Sie die Basis seines Schafts mit einer Hand und winden Sie die andere nach oben zur Eichel, als würden Sie eine Wendeltreppe benützen. Streicheln Sie mit dieser Hand seine Eichel.

- Nehmen Sie seinen Penis in beide Hände. Rubbeln Sie ihn, als wollten Sie mit dem Penis als Stab Feuer machen. Rubbeln Sie an der Basis beginnend bis zur Eichel hoch, wobei der Penis immer zwischen ihren Handflächen bleibt. Setzen Sie ausschließlich Aufwärtsbewegungen ein – wenn Sie bei der Eichel angekommen sind, fangen Sie an der Basis von vorne an. Beginnen Sie langsam und steigern Sie die Geschwindigkeit, wenn er sich dem Orgasmus nähert.

- Lehnen Sie sich vor, damit er auf Ihre Brüste ejakulieren kann.

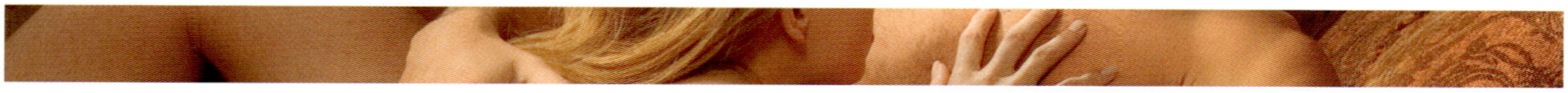

Kreisen Sie mit Ihren Händen über seinen Rücken, von der Wirbelsäule aufwärts und an die Flanken. Setzen Sie alternativ geschmeidige Gleitstriche ein.

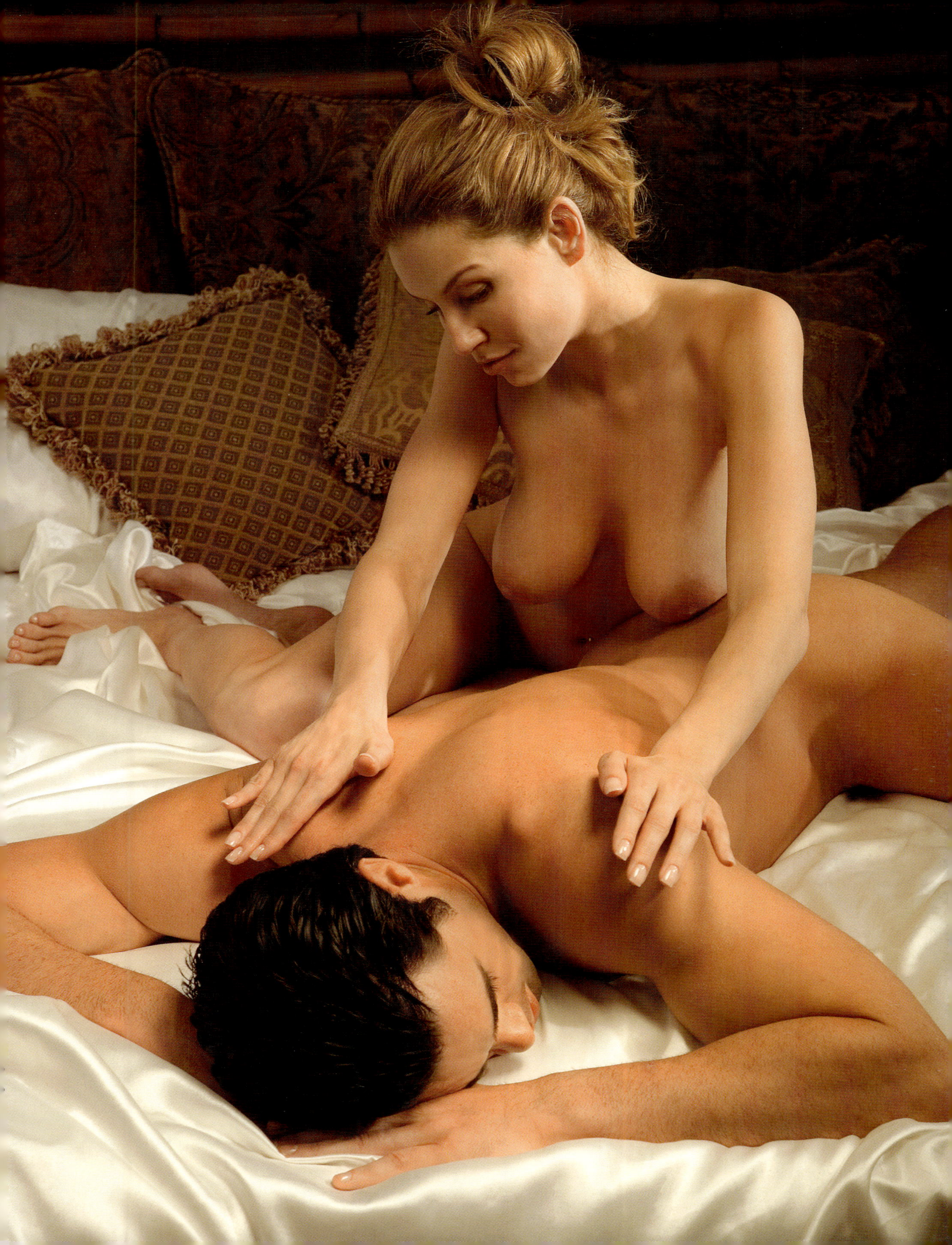

Wenn der Penis abschlafft

Manchmal verliert er beim Sex die Erektion. Es gibt vier Wege, damit umzugehen:

Er kümmert sich nur um sie

Er wendet die gesamte erotische Aufmerksamkeit ihr zu. Küssen, zärteln, streicheln, befummeln Sie sie – bringen Sie sie bis zum Orgasmus. Setzen Sie den Cunnilingus fort. Lassen Sie Ihre Zunge für Ihren Penis übernehmen. Danach werden Sie wahrscheinlich wieder erigiert sein.

Der Aufsteh-Kuss für ihn

Sie versucht es mit Fellatio oder mit der Hand. Aber selbst ein guter Blowjob oder die beste Handarbeit kann in manchen Nächten nicht genügen, um ihn aufzuwecken. Was in aller Regel funktioniert ist eine Kombination von Mund- und Handarbeit – sogar wenn er selbst glaubt, jede Lust verloren zu haben. (Mit Vorbehalt: Wenn er betrunken ist, können Sie rein gar nichts gegen die Drinks unternehmen, die seinen Penis nach unten ziehen.)

ECHT GESAGT

Was soll sie machen, wenn Sie beim Sex abschlaffen?

„Schau woanders hin! Es passiert nicht oft, aber wenn doch, ist das Letzte, was ich brauche, ihr Blick nach unten mit diesem ‚armes kleines Schrumpelding'-Ausdruck im Gesicht. Bloß kein Mitleid, bitte!"

–Ron, 43

„Ich habe niemals meine Erektion verloren, bevor ich eine ernsthafte Beziehung eingegangen bin. Vermutlich war ich davor einfach nie lange genug mit einer Frau zusammen, um einen Hänger zu erleben. Jetzt kommt es ab und an mal vor. Sie nimmt sich der Sache mit Mund und Hand an. Für mich ist das in Ordnung; ich mag, was sie tut. Natürlich könnte sie immer noch was dazulernen."

–David, 37

„Das ist mir einmal, mit 21, passiert – mit einer 40-Jährigen. Sie war so heiß und ich wollte sie, seit ich ein Teenager geworden war. Sie hat mich fest in die Hand genommen, irgendwas Raffiniertes mit den Lippen gemacht – und ich hatte wieder einen Ständer. Seither ist es hie und da auch mit anderen Frauen vorgekommen. Die meisten nehmen ihn in den Mund, sind aber schnell entmutigt, wenn nicht gleich eine Reaktion erfolgt. Mir wäre lieber, sie ließen mich die Dinge in die Hand nehmen – ich lecke sie und masturbiere zur selben Zeit."

–Gary, 35

Weibliche Ejakulation: Mythen und Wahrheit

Manche Verehrerinnen der weiblichen Ejakulation – besonders Frauen, die sich selbst als „Erotik-Göttinnen" bezeichnen – glauben, dass jede Frau lernen kann, beim Orgasmus zu ejakulieren.

Das ist jedoch eine Minderheitsmeinung.

Dann gibt es andere (Männer), die sagen: „Frauen, die ejakulieren? Kann ich mir nicht vorstellen."

Die weibliche Ejakulation ist nicht wirklich eine Technik. Viele westliche Sexperten tun das „Ejakulat" als Mythos ab – oder als Erguss bestehend aus Urin und Vaginalflüssigkeiten. Es gibt jedenfalls keinen Zweifel daran, dass, was immer da bei manchen Frauen beim Orgasmus herausspritzt, es nicht das weibliche Pendant zur Samenflüssigkeit ist.

Frauen ejakulieren nicht so, wie es Männer tun; irgendetwas geschieht aber, wenn auch noch niemand eine definitive Antwort darauf gefunden hat, was. Schon die Alten haben über das Thema nachgedacht. Hippokrates verdanken wir eine „Zwei-Samen-Theorie", die, so falsch sie auch ist, einen medizinischen Hintergrund aufweist.

Männer ejakulieren Spermien aus den Hoden via Röhren, die durch die Prostata führen, wo sie mit Samenplasma vermischt werden. Frauen haben selbstverständlich keine Prostata. Dafür haben sie eine Ansammlung von Gewebe entlang der Harnröhre, die als Skene-Drüse oder Paraurethraldrüse bezeichnet wird.

Die medizinische Forscherin Josephine Lowndes Sevely schrieb, dass diese Drüse bei etwa einem Drittel der Frauen während eines intensiven Orgasmus ein Sekret produziere, das sich von Urin oder Vaginalflüssigkeiten unterscheide.

Mir scheint das die plausibelste Erklärung für die weibliche Ejakulation zu sein.

TIPP

Wenn Sie eine weibliche Ejakulation erleben wollen: hier ein paar Geheimtipps. Die Stellungen, die für ein Abspritzen der Frau am günstigsten sind, sind die Missionarsstellung mit ihren Beinen in der Luft oder A-tergo-Positionen. Sie sollte ihre Klitoris stimulieren und sich so ausrichten, dass sie den maximalen G-Punkt-Effekt erlebt. Wenn dieser Punkt anschwillt und sich texturierter anfühlt, ist sie so weit. Bearbeiten Sie den G-Punkt schnell und hart. (Wenn Sie es sich mit der Hand machen, wechseln Sie schnell-harte Stimulation mit Pausen ab.) Wenn sie Harndrang verspürt, sollte sie fest stoßen, anstatt es zurückzuhalten.

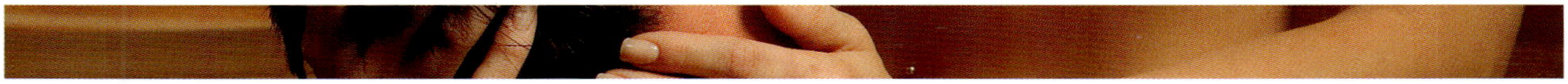

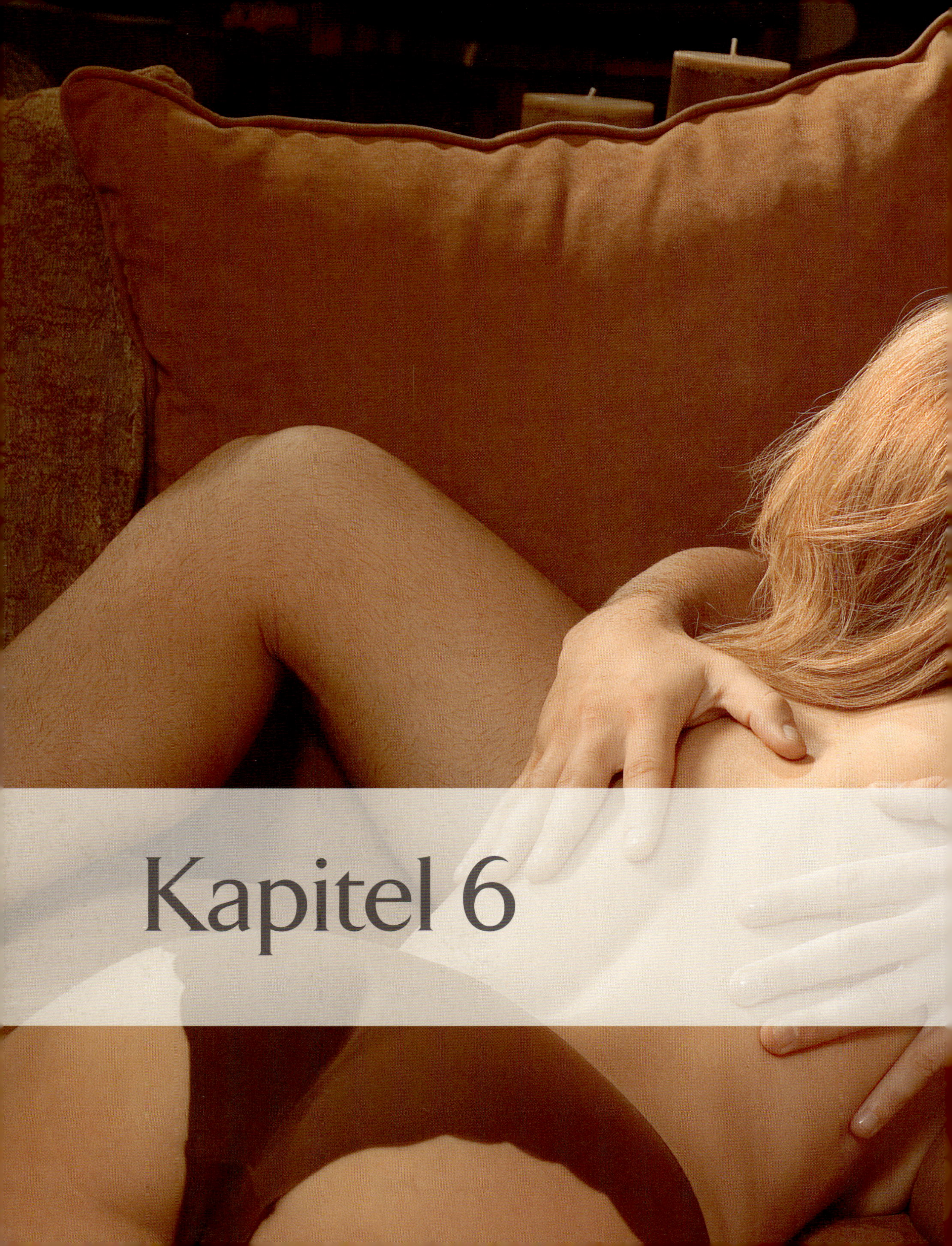

Kapitel 6

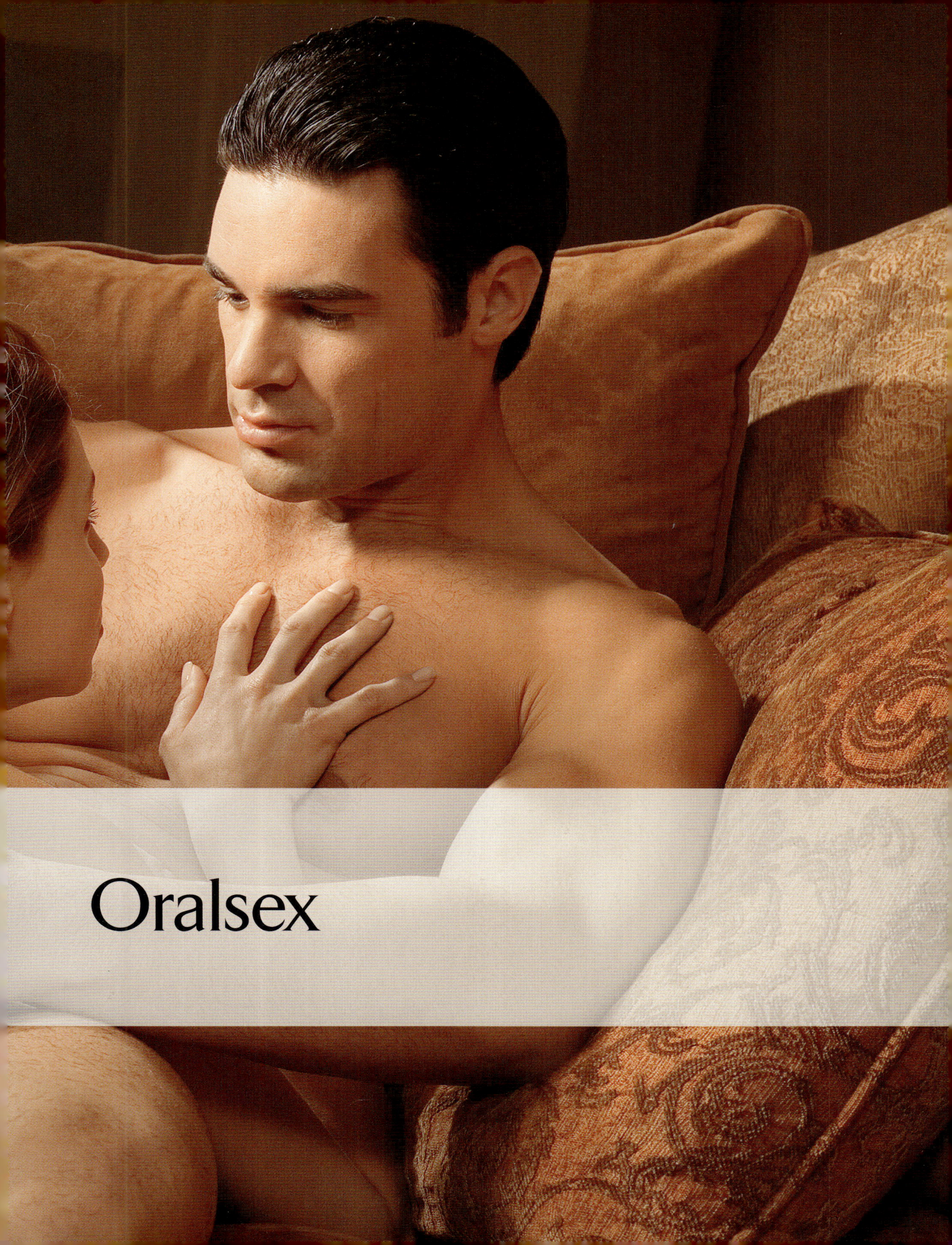

Oralsex

Oralsex ist, wie die Handarbeit, sowohl Vorspiel als auch ein Sexakt für sich selbst, wenn er bis zum Orgasmus führt. Männer lecken Frauen häufig zum Höhepunkt, bevor sie eindringen. Mitunter blasen Frauen einem Mann lieber einen, als es zu Vaginalverkehr kommen zu lassen. Dazu ist Fellatio das Sicherheitsnetz, wenn er seine Erektion einbüßt. Bedenkt man die Beliebtheit von Oralsex, ist es kaum zu glauben, was Kinsey über die Sexualpraktiken der 1940er und 50er herausfand: Nur etwa die Hälfte der Männer hatte jemals eine Fellatio erlebt, und noch weit weniger Frauen waren die Cunnilingus-Freuden vertraut.

Glücklicherweise leben Sie im 21. Jahrhundert, also perfektionieren Sie Ihre Oraltechnik.

Cunnilingus

Schritt 1: Nachdem Sie sie am Rest ihres Körpers geküsst, gestreichelt und sehr erregt haben, begeben Sie sich in eine für Sie beide bequeme Position. Sie kann sich an Kissen anlehnen, die Beine gespreizt, die Knie angewinkelt und die Füße flach auf der Matratze, oder sich mit ausgestreckten, geöffneten Beinen hinlegen. Sie können zwischen ihren Beinen knien oder von der Seite kommen, mit ihrem Bein über Ihrer Schulter. Sie kann sich auch rittlings über Ihr Gesicht hocken und ihre Klitoris Ihrem Mund nähern.

Schritt 2: Teilen Sie vorsichtig ihre Venuslippen. Heben Sie die Klitorisvorhaut hoch. Wenn sie eine „innere“, unter der Vorhaut gut verborgene Klitoris hat, gleiten Sie mit Ihren Fingern sachte entlang des Häubchens, um die Klitoris freizulegen. (Möglicherweise müssen Sie eine Hand an dieser Stelle lassen.)

Schritt 3: Lecken Sie das empfindsame Gewebe entlang der Seiten, oberhalb und unterhalb des Kitzlers in langen, flächigen, sanften Zungenstrichen.

Schritt 4: Experimentieren Sie mit Ihren Zungenbewegungen, wobei Sie sorgfältig auf ihre Reaktionen achten. Sie wird Sie wissen lassen, wie viel Druck genau sie sich wünscht.

Schritt 5: Legen Sie Ihre Lippen um die Seiten der Klitoris. Halten Sie sie mit geschürzten Lippen und saugen Sie vorsichtig. Wechseln Sie das Saugen mit dem Lecken des umgebenden Gewebes ab.

Schritt 6: Wenn ihr direkte Klitoris-Stimulation behagt – bei manchen Frauen ist das so, bei anderen nicht –, lecken Sie sie und saugen Sie daran.

Schritt 7: Bedecken Sie den Schaft der Klitoris mit Ihrem Mund. Saugen Sie vorsichtig um die Seiten der Klitoris. Stimulieren Sie ihre Venuslippen mit Ihrer Hand, streicheln Sie die Innenseiten der Schenkel, reizen Sie ihre Nippel oder stimulieren Sie sie auf andere Weise mit Ihrer Hand.

Lösen Sie Ihren Mund jetzt nicht von ihrer Klitoris, wenn sie kommen möchte.

Nachdem Sie sie am Rest ihres Körpers geküsst, gestreichelt und sehr erregt haben, begeben Sie sich in eine für Sie beide bequeme Position.

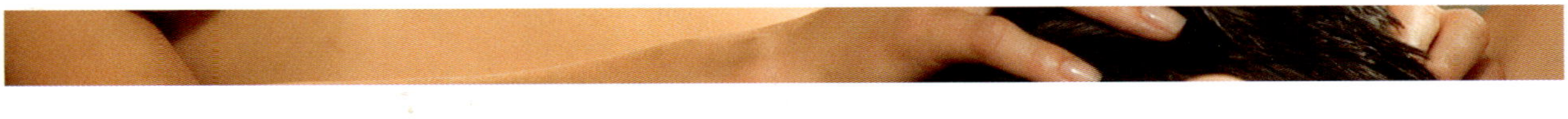

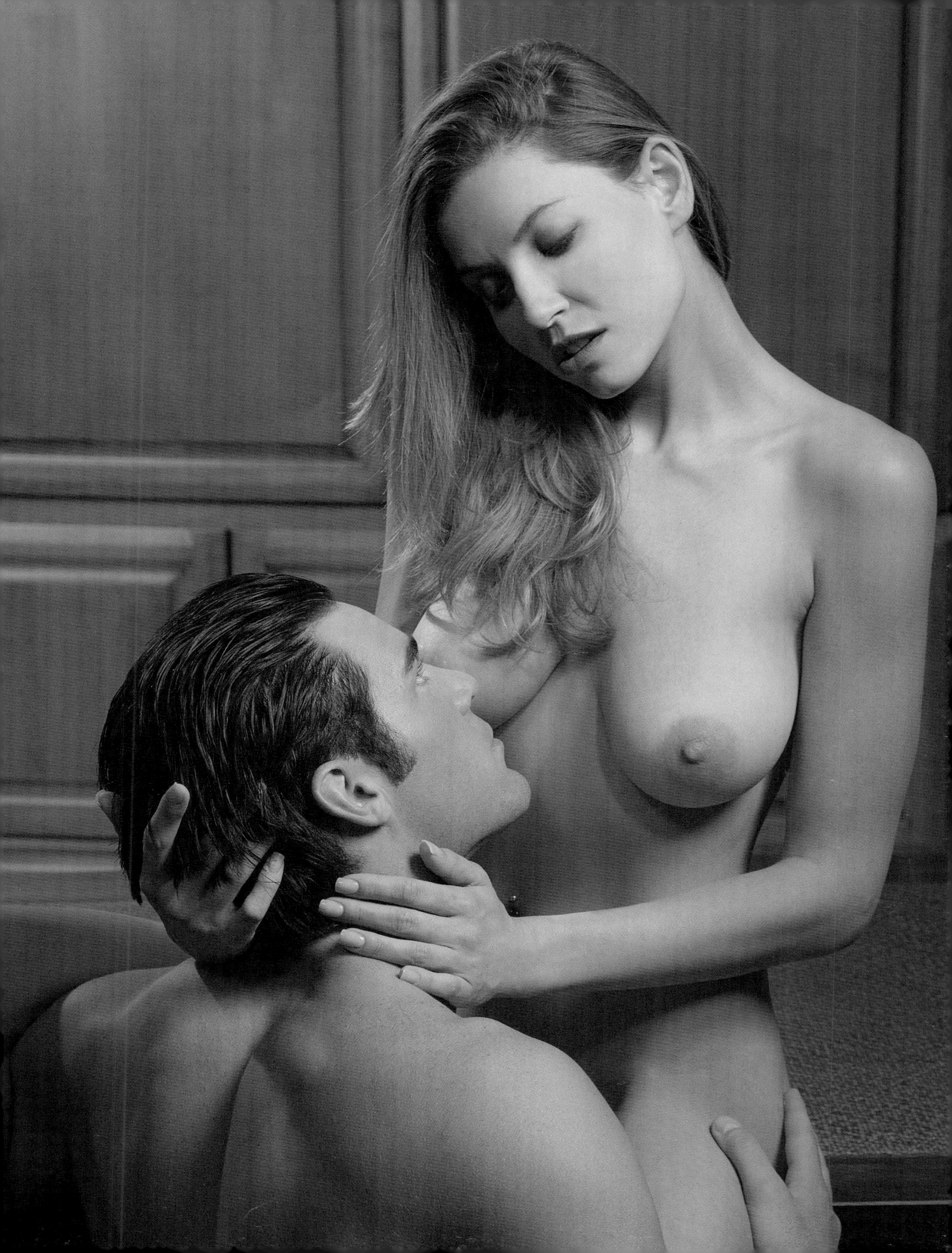

Power-Cunnilingus

Wenn ihr der Cunnilingus nicht so recht geheuer ist, braucht sie vielleicht das Gefühl, die Kontrolle zu haben. Ihr diese zu überlassen erlaubt ihr, sich zu ihren eigenen Bedingungen hinzugeben. Werden Sie ihr Bittsteller.

Knien Sie vor ihr, die in einem Sessel oder am Bettrand sitzt. Kneten Sie ihre Hinterbacken mit Gefühl, während Sie Ihr Gesicht in ihrer Vulva vergraben. Atmen Sie tief ein und seufzen Sie glücklich. Sie sind nun ihr williger Leckesklave.

Lecken Sie sie von den Knien aufwärts und ihre Schenkel entlang. Stimulieren Sie ihr Genital manuell, zuletzt die Klitoris, während Sie ihr saugende Küsse auf die Schenkel drücken. Bis sich Ihr Mund ihrer Klitoris nähert, wird sie in Sie geschmolzen sein, aller Hemmungen ledig.

„Ich werde nie vergessen, wie ich zum ersten Mal eine Frau mit meiner Zunge zum Orgasmus gebracht habe. Es war ein Wendepunkt … erfreulich und befreiend."

—Dr. Ian Kerner, *Mehr Lust für sie*

ECHT GESAGT

Ihr bester Oralsex?

„Ich hatte meinen ersten Orgasmus mit einem Mann durch Cunnilingus. Ich war 23 und seit 6 Jahren sexuell aktiv; ich habe Orgasmen beim Sex vorgetäuscht und hab so dahin masturbiert. Der Typ war älter, verheiratet, und nahm mich mit ins Hotel Coral Court in St. Louis, das auf stundenweise Vermietung spezialisiert ist. Er begann mich zu lecken und ich dachte: ‚Oh mein Gott, so was hab ich noch nie gefühlt!' Ich habe mich in die Laken verkrallt und geschrien, während er zugange war. Es war erstaunlich."

—Patricia, 50

„Dieses scharfe Mädchen, das mit einem Verbindungskollegen zusammen war, hat mir bei einer Party einen geblasen. Es war das Beste, was ich bis dahin erlebt hatte; ich bin in ihrem Mund gekommen. Zu sehen, wie sie meinen Samen von ihren Lippen leckte, gab mir ein Gefühl wie dem Typ auf der Titanic – König der Welt!"

—Jeff, 41

„Das erste Mal, als mich meine Frau in ihrem Mund abspritzen ließ, war unglaublich. Sie hatte immer gesagt, dass ‚Schwestern' so etwas nicht tun. Dann ist ein hübsche Weiße nebenan eingezogen und ich habe sie damit aufgezogen, dass ich den Job in der Nachbarschaft vergeben würde. Von Eifersucht motiviert hat mir meine Frau kunstgerecht einen geblasen! Jetzt weiß sie, dass sie mit einem Blowjob alles von mir haben kann, daher ist sie willig."

—Jerome, 32

„Ich bin auf diesen Typ dermaßen abgefahren, dass es mir gekommen ist, während ich ihm einen geblasen habe. Das war echt speziell!"

—Jenna, 42

Wenn ihr der Cunnilingus nicht so recht geheuer ist, braucht sie vielleicht das Gefühl, die Kontrolle zu haben.

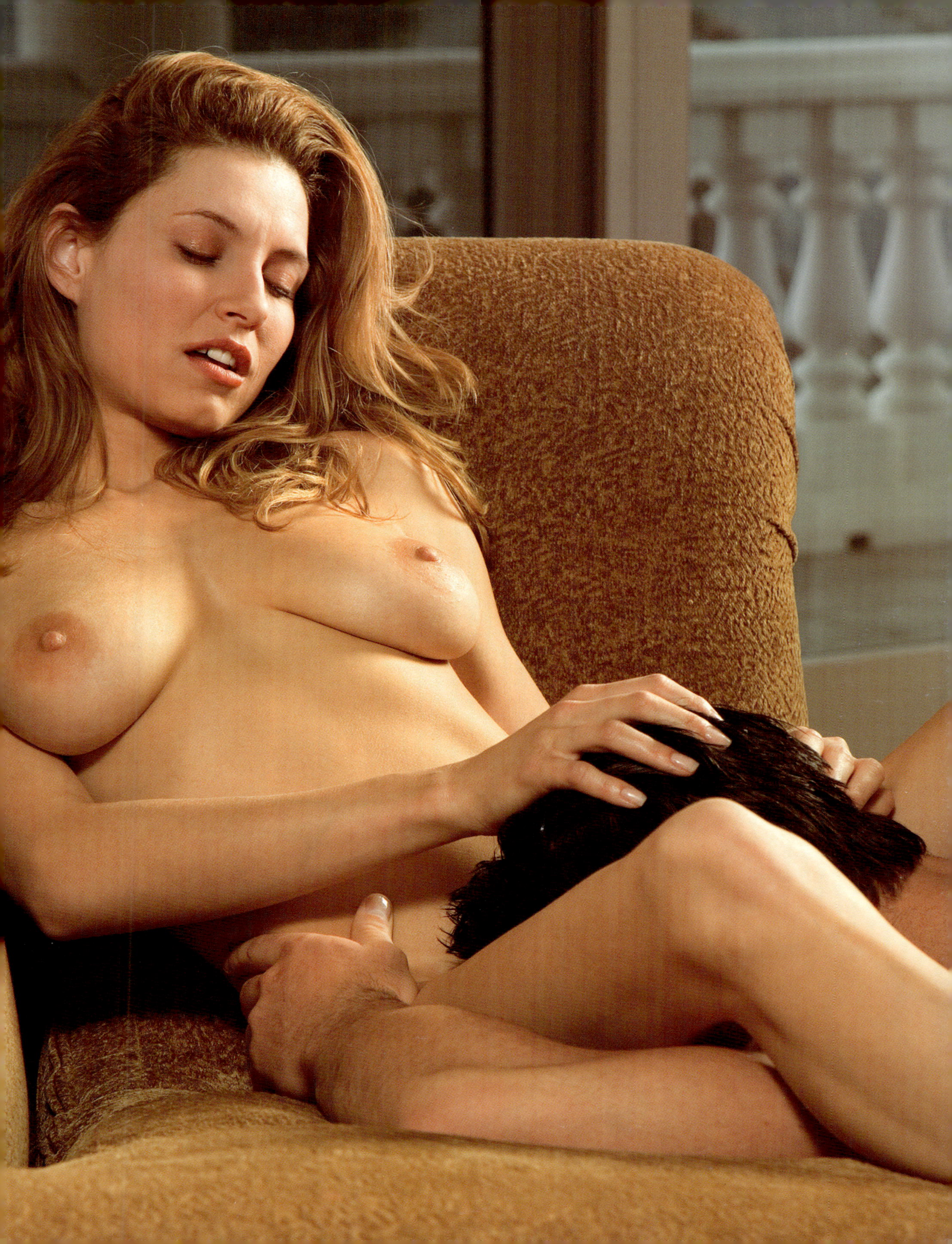

Blowjob, aber richtig

Schritt 1: Küssen und lecken Sie seine Innenschenkel, während Sie ganz sachte an seinem Hodensack ziehen. Tupfen Sie mit Ihren Fingerkuppen auf seine Hoden. Nehmen Sie seine Hoden einen nach dem anderen vorsichtig in den Mund. Rollen Sie sie herum. Dann ziehen Sie sie sachte mit dem Mund nach unten.

Schritt 2: Zärteln Sie, während Sie sich seinen Eiern widmen, liebevoll den Schaft seines Penis.

Schritt 3: Nehmen Sie eine bequeme Lage ein – an seiner Seite zwischen seinen Beinen im Bett kniend. Oder Sie rücken ihn zum Bettrand und knien am Boden. Befeuchten Sie Ihre Lippen und achten Sie darauf, dass Ihre Zähne von ihnen umgeben sind. Lecken Sie mit der Zunge über seine Eichel, um sie zu befeuchten.

Schritt 4: Nehmen Sie seinen Penis fest in eine Hand. Mit Daumen und Zeigefinger der anderen Hand können Sie einen Kreis bilden (der Sexperte Lou Paget nennt das „den Ring und das Siegel"), um Ihren Mund zu verlängern und zu verhindern, dass Sie tiefer kommen als Sie wollen. Drehen Sie diese Hand, während Sie ihn oral bedienen. Falls seine Erektion nicht fest ist, können Sie auch beiden Hände um den Schaft legen und aufwärts verwinden.

Schritt 5: Kreisen Sie mit Ihrer Zunge auf seiner Eichel und lecken Sie dann in langen Strichen seinen Schaft entlang. Jetzt wieder zurück zur Eichel.

Schritt 6: Züngeln Sie entlang seines Eichelrandes, während Sie seinen Schaft zwischen Ihren Händen bearbeiten.

Schritt 7: Zupfen Sie mit Ihrer Zunge an seinem Frenulum. Lecken Sie die Raphe. (Mehr zu diesen Bereichen siehe Kapitel 4.)

Schritt 8: Sehen Sie ihm ab und zu in die Augen.

Schritt 9: Bringen Sie wenigstens 10 bis 20 Sekunden der folgenden Bewegung ein: Ziehen Sie seinen Penis wiederholt in Ihren Mund und stoßen Sie ihn wieder aus, wobei Sie zugleich daran saugen und Ihre Zunge in Bewegung halten.

Schritt 10: Kehren Sie zur Eichel zurück. Schlecken Sie mit der Zunge darüber. Saugen Sie daran. Schlecken. Saugen. Wiederholen. Wiederholen.

Schritt 11: Achten Sie auf seine Signale, wenn er sich von der Stimulation zurückzieht. Er zeigt Ihnen damit, dass er kommen wird, wenn Sie nicht aufhören.

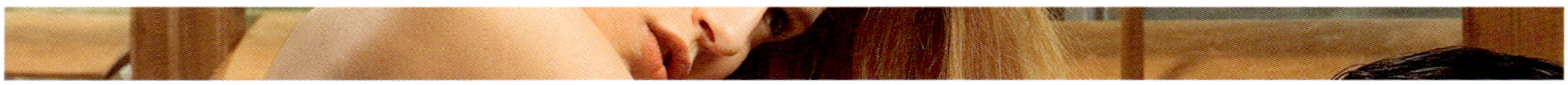

Schlucken

Wenn Sie nicht aufhören, haben Sie zwei Möglichkeiten: Schlucken oder seinen Samen aus Ihrem Mund tropfen lassen.

Schlucken ist nicht wirklich schwierig – und er wird sie dafür lieben. Ein Mann fühlt sich von einer Frau, die seinen Samen schluckt, vollkommen akzeptiert und geliebt.

Positionieren Sie sich so, dass sein Ejakulat direkt ihre Kehle hinunterschießt. Das lässt sich am einfachsten bewerkstelligen, indem Sie sich auf den Rücken legen und den Kopf heben. Ihr Mund und Ihre Kehle bilden so eine gerade Linie. Wenn er sich mit gespreizten Beinen über Ihr Gesicht stellt, ist alles bereit für den eleganten Abschluss des perfekten Blowjobs.

Macht die Größe einen Unterschied?

Oh ja, für sehr viele Frauen.

In dieser einen Situation können selbst Frauen, die große Penisse bevorzugen, die Vorzüge eines kleinen erkennen. Einen kleinen Penis können Sie leicht tief aufnehmen. Ihr Würgreflex ist weniger wahrscheinlich. Und wer fühlt sich nicht wie ein Oralgenie, wenn sie das drauf hat?

Ist Ihr Liebster aber gut bestückt, konzentrieren Sie sich nur auf das oberste Drittel seines Penis. Ergänzen Sie das mit Handarbeit an seinem Schaft, seinen Hoden und seinem Perineum. Rücken Sie sich ab und zu so zurecht, dass Sie mehr oder minder seine ganze Länge aufnehmen können.

Und so können Sie das bewerkstelligen:

- Knien Sie vor ihm und bringen Sie Ihren Mund gerade über seinen Penis. Senken Sie nun Ihren Kopf und nehmen Sie so viel von ihm auf, wie Sie ohne Unbehagen können.
- Er legt sich auf die Seite. Sie legen sich daneben, mit Ihren Kopf auf der Höhe seines Penis, und nehmen ihn in den Mund. Der Seitenwinkel verbessert Ihre Kontrolle, weil er nicht so heftig in Ihren Mund stößt, wie er es flach am Rücken liegend tut.
- Legen Sie sich auf den Rücken, mit Ihrem Kopf über den Bettrand ragend. Er kniet sich über Sie und stößt sachte in Ihren Mund. Kontrollieren Sie die Tiefe der Penetration mit dem Ring und dem Siegel.

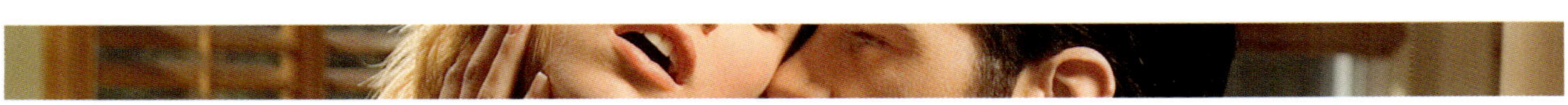

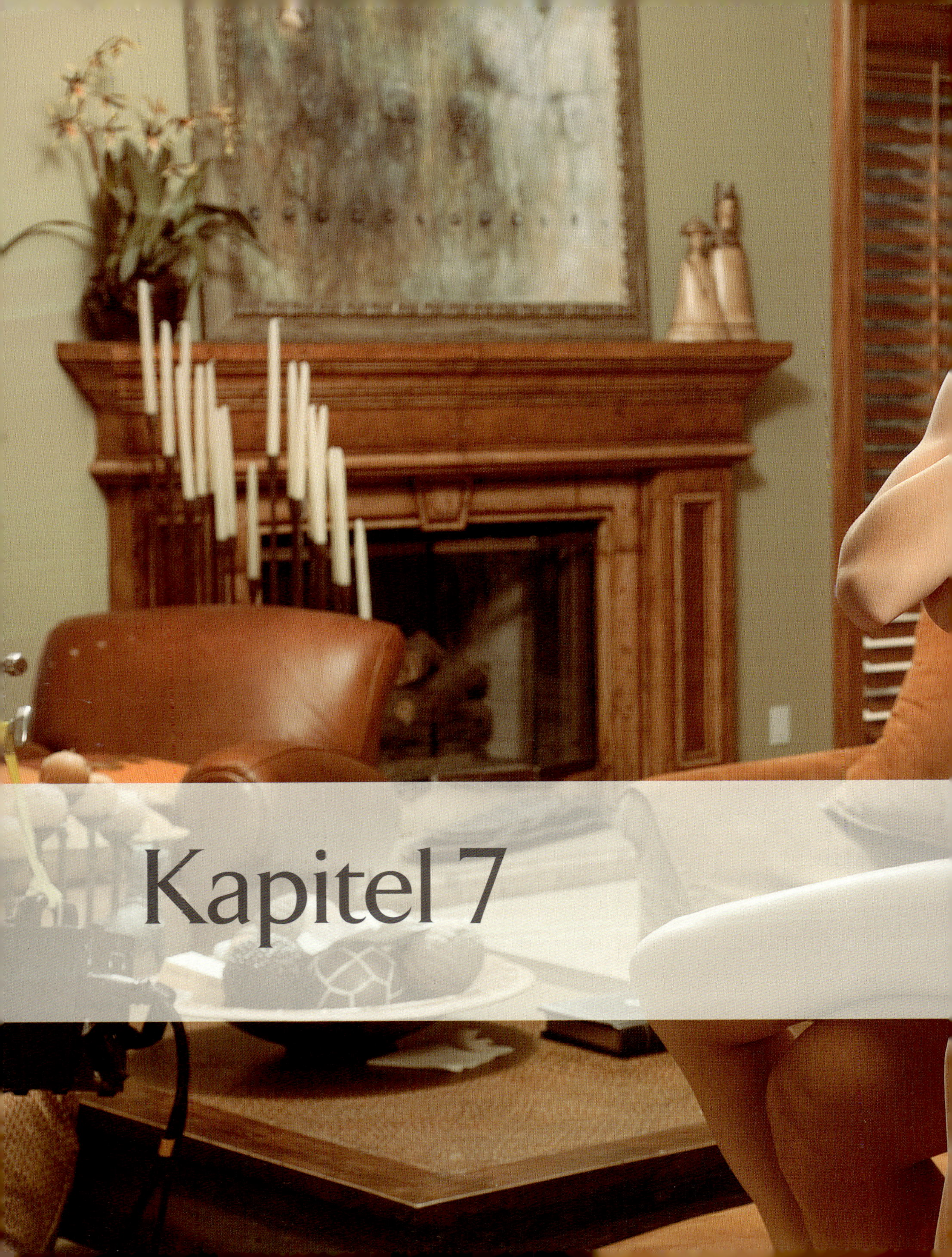

Kapitel 7

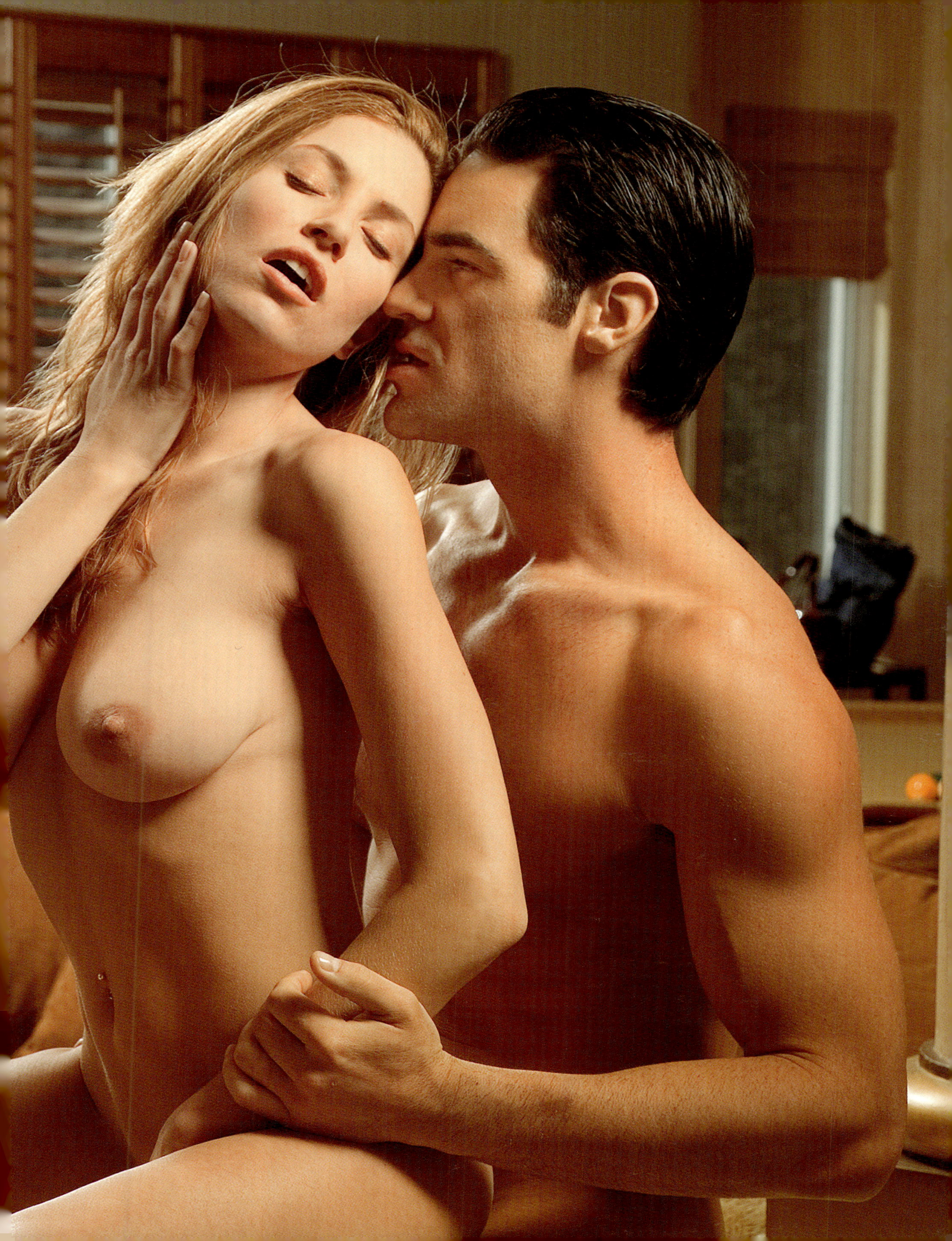

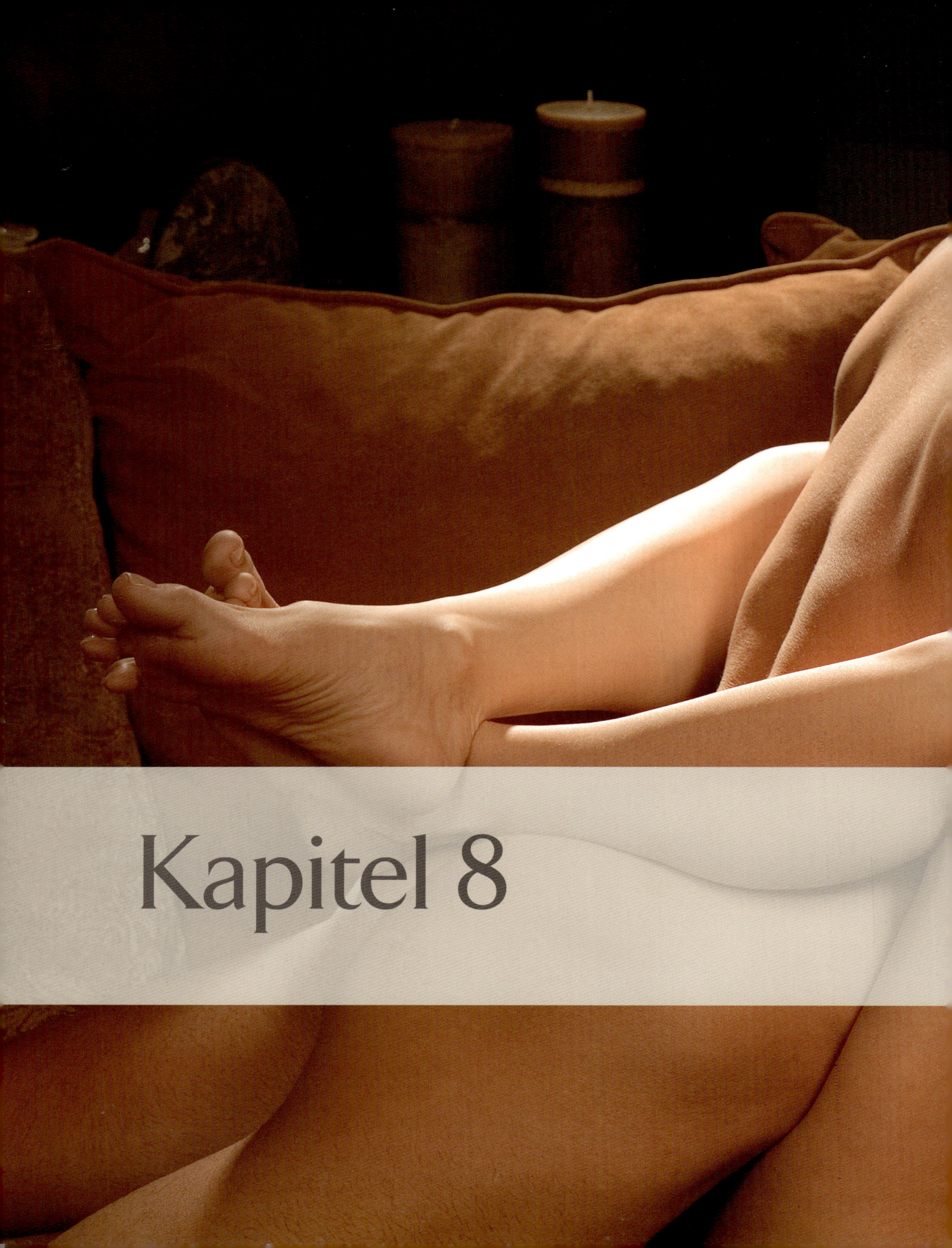

Kapitel 8

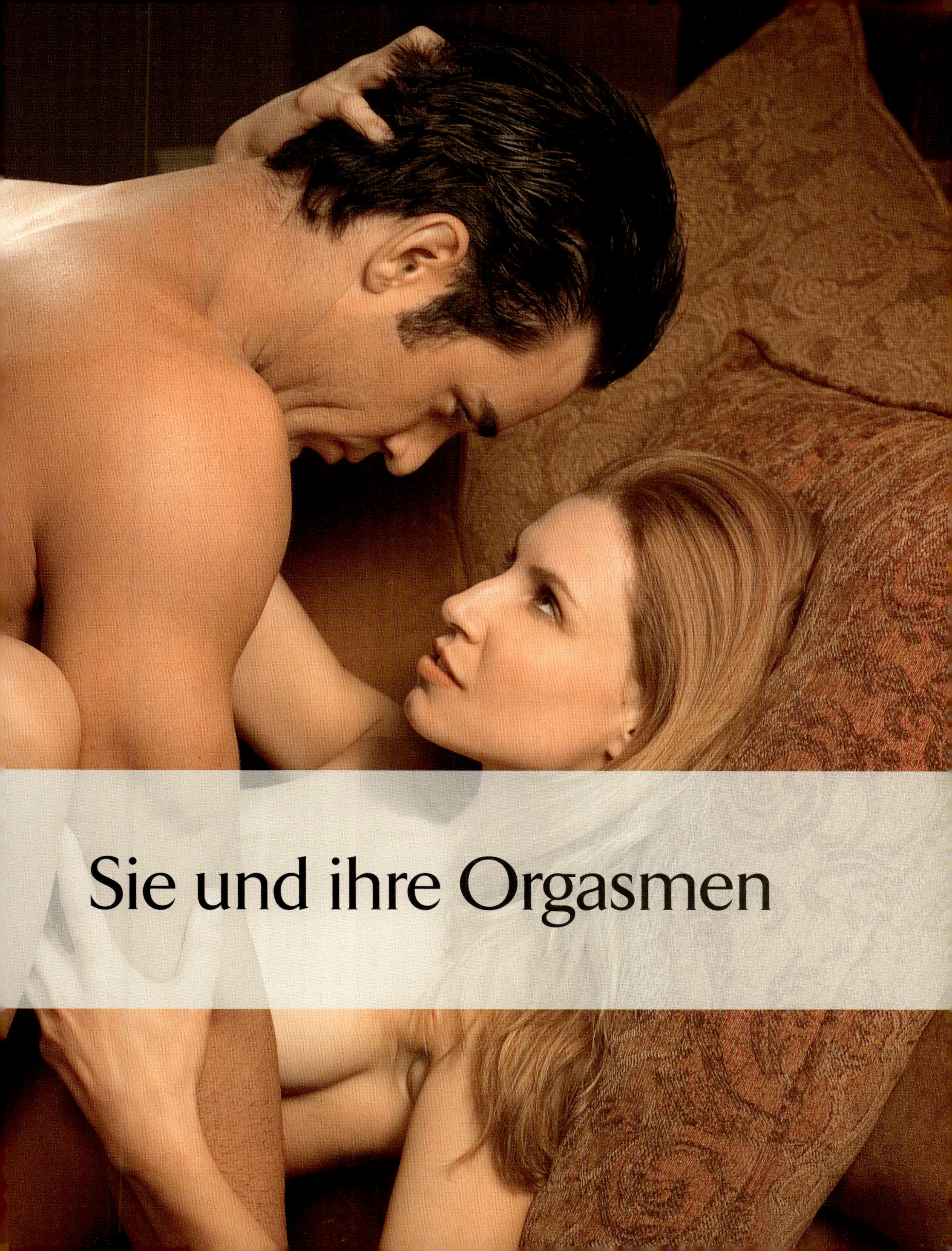

Sie und ihre Orgasmen

Mittlerweile sind Sie ja sowas von bereit, zu kommen, nicht wahr? Voller Ungeduld warten Sie auf die Instant-Befriedigungsformel. Wenn Sie Schwierigkeiten haben, zum Orgasmus zu kommen, werden Sie in diesem Kapitel lernen, wie Sie schneller und verlässlicher ans Ziel gelangen. Auch stärkere und längere Orgasmen sind möglich, wenn Sie das wirklich wollen.

Bloß: Die perfekte, für alle gültige „Instant-Befriedigungsformel" hat sich der Wissenschaft und Sexratgebern noch immer nicht enthüllt. Speziell über den weiblichen Orgasmus gibt es etliche – vielfach widersprüchliche – Theorien. Teils deshalb, weil es kein Patentrezept für das Erreichen eines Orgasmus gibt, das für jede Frau (oder jeden Mann) zu jeder Zeit und in jedem Alter funktioniert. Die sexuellen Reaktionen unterscheiden sich so stark, dass es *die* Antwort einfach nicht gibt.

Nachdem das klargestellt ist: In diesem Kapitel werden Sie etwas finden, das für Sie funktioniert. Probieren Sie aus, bis Sie die für Sie passende Mischung gefunden haben. Eines kann ich mit Sicherheit sagen: Der weibliche Orgasmus ist nicht schwierig zu erreichen; er findet sich genau unter Ihren Fingerspitzen.

„Orgasmen sind elektrisierend und geheimnisvoll. Warum fühlen sie sich so gut an? Was verhindert sie? Unterscheiden sich Orgasmen von Männern und Frauen? Welche Arten gibt es? Spielt das Alter eine Rolle?"

–Dr. Helen Fisher, *Warum wir lieben*

TIPP

Jenseits von Klitoris und G-Punkt könnte sich die Cervix als neueste Orgasmus-Auslöserin etablieren, genauer gesagt der Muttermund. Studien haben gezeigt, dass fast die Hälfte der Frauen durch wiederholtes Stoßen an die Cervix zum Höhepunkt kommen kann. Der Haken? Sofern ein Mann nicht exzeptionell gut gebaut ist oder das Paar die richtige Stellung einnimmt, wird sein Penis kaum einmal mit der Cervix in Kontakt kommen. Die beste Stellung für eine Cervix-Stimulation sieht so aus: Sie liegt auf dem Rücken mit Richtung Brust hochgezogenen Beinen. Das verkürzt ihren Vaginalkanal und erhöht so seine Chancen, den Muttermund zu „küssen".

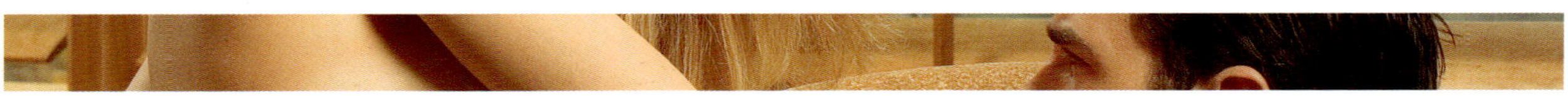

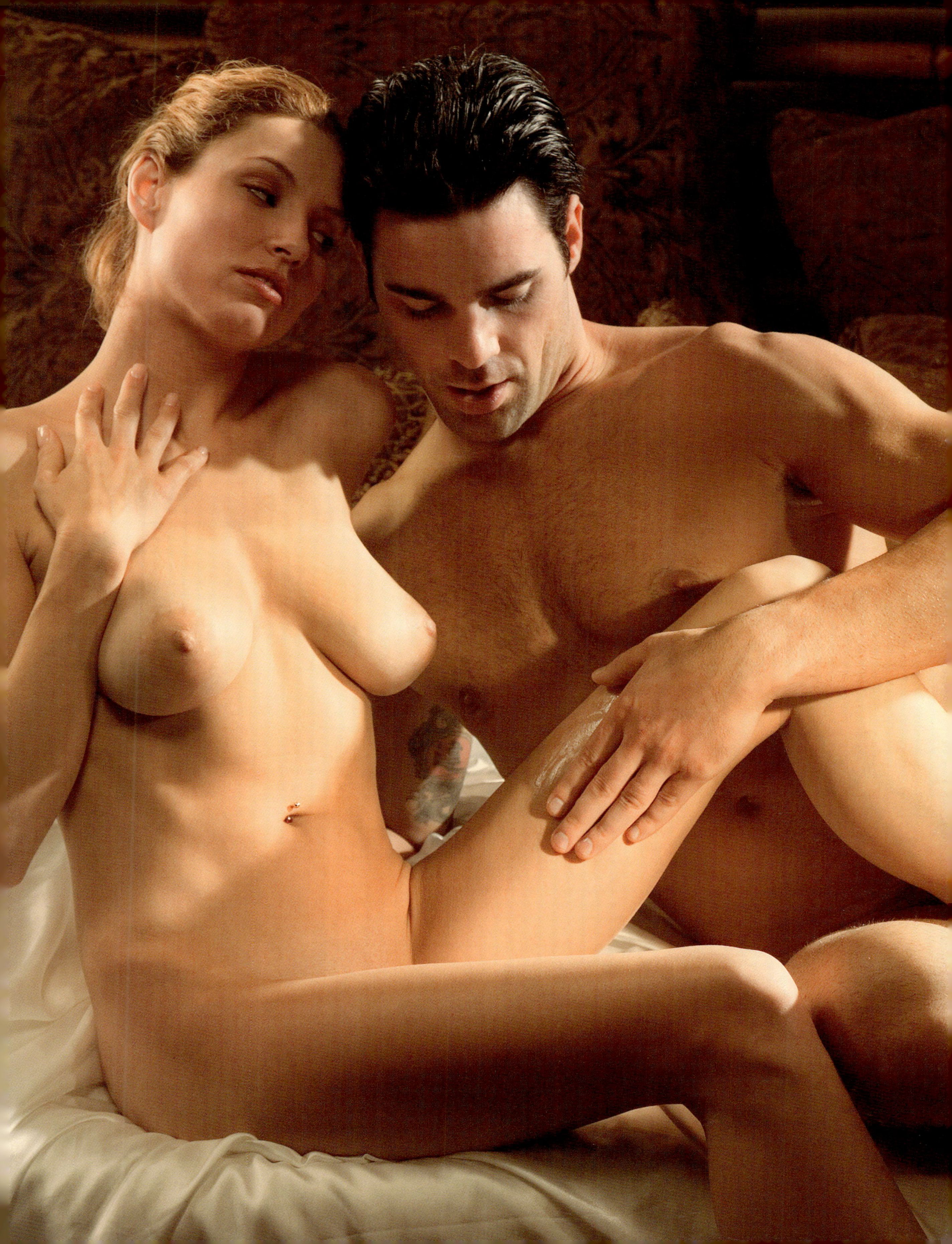

Wozu kommen?

Biologisch gesprochen liegt die Antwort für seinen Orgasmus auf der Hand: Fortpflanzung. Er hat einen Orgasmus, ejakuliert und schickt seine Spermien aus, auf dass sie sich ihrem Schicksal stellen.

Sie aber braucht keinen Orgasmus, um ihre Eier zu befruchten – wozu also (biologisch gedacht) kommt es ihr überhaupt?

Bis vor sehr kurzer Zeit nahm die Mehrheit an, der weibliche Orgasmus stelle irgendwie einen evolutionären Vorteil dar. Wissenschaftler vermuteten einen Zusammenhang zwischen Orgasmus und Reproduktionserfolg; so helfe etwa der Orgasmus bei der Befruchtung, indem er die Aufnahme des Ejakulats durch den Muttermund erleichtere. Eine abweichende Ansicht vertrat 1979 als erster der Anthropologe Donald Symons. Ihm zufolge ist der weibliche ein simples Nebenprodukt des männlichen Orgasmus – weil ja beide Geschlechter sich aus einem gemeinsamen, embryonalen Bauplan entwickeln. Anders gesagt: Frauen können nur deshalb einen Orgasmus haben, weil er bei Männern essenziell ist. Andere Wissenschafter lehnten diese Theorie ebenso ab wie Feministinnen. (Gewöhnen Sie sich daran: Theorien über den weiblichen Orgasmus werden stets durch einen politisch korrekten Filter gepresst.)

Elizabeth Lloyds 2006 erschienenes Buch *The Case of the Female Orgasm** ist eine sehr gelehrte und erhellende Argumentation gegen angepasste biologische Theorien. Ja, der weibliche Orgasmus ist ein Nebenprodukt, schreibt sie, und für die Fortpflanzung nicht erforderlich. Aber die Klitoris und sexuelle Freuden dienen sehr wohl einem evolutionären Zweck: Sie führen dazu, dass Frauen Sex mögen – und schwanger werden.

* Der Fall weiblicher Orgasmus, Anm. d. Übers.

ECHT GESAGT

Beschreiben Sie den besten Orgasmus Ihres Lebens!

„Farben! Rot, Rosa und Koralle. Ich sah Farben und blitzende Lichter. Mein Körper hat gezuckt und sich gewunden, wie er es immer tut, aber aus irgendeinem Grund sah ich in dieser speziellen Nacht auch noch Farben."

—Adrienne, 42

„Meinen ersten Orgasmus beim Geschlechtsverkehr erlebte ich mit meinem Mann, ein paar Monate nach der Hochzeit. Ich war an diesem Tag besonders scharf auf ihn; Eisprung-Zeiten eben. Er holte mich im offenen Cabrio von der Arbeit ab und hatte die ganze Fahrt eine Hand auf meinem Rock. Ich war es so gewöhnt, beim Verkehr nicht zu kommen, dass ich total geschockt war. Es hat sich wunderbar angefühlt. All diese Explosionen und dann noch er in mir."

—Monique, 31

„Ach, ich hatte so viele beste Orgasmen. Ich denke immer, der, den ich gerade erlebe, ist der beste."

—Sharon, 55

„Der erste. Ich habe mich mit 15 zu meinem ersten Orgasmus masturbiert. Wow! Was für ein Gefühl! In mir hat alles pulsiert und vibriert und ich dachte – das ist unglaublich."

—Christa, 24

O-Definition

Laienhaft wird ein Orgasmus als intensive, angenehme Reaktion auf genitale Stimulation, als Lösung sexueller Spannungen infolge einer Reihe genitaler Kontraktionen in Verbindung mit der Freisetzung körpereigener, euphorisierender und empathischer Substanzen definiert.

Wissenschaftler formulieren es ein wenig anders:

- „Die expulsive Entladung neuromuskulärer Spannungen im Moment stärkster sexueller Reaktion."
–Kinsey, 1953

- „Eine kurze Episode physischer Erleichterung von der Vasokonstriktion und gesteigerten Myotonie in Reaktion auf sexuelle Stimuli."
–Masters und Johnson, 1966

- „Der Zenit sexualerotischer Erfahrung, den Männer und Frauen subjektiv als lüsternes Entzücken oder Ekstase charakterisieren. Er ereignet sich simultan im Gehirn/Geist und in den Primärgenitalien."
–Money, Wainwright und Hingburger, 1991

TIPP

Es gibt einen Typus des weiblichen Orgasmus, über den selten gesprochen wird. Betty Dodson definierte ihn in ihrem Buch *Sex for Two: Gemeinsam Lust empfinden* als „Druck-Orgasmus". Der Orgasmus entsteht durch indirekte Stimulation der (oder „Druck" auf die) Klitoris und das umliegende Gewebe. Manche Frauen gelangen an dieses Ziel, indem sie ihre Beine zusammenpressen und zugleich den PC-Muskel anspannen. Andere reiben sich an etwas Festem, wie einem gepolsterten Betthaupt oder einer Stuhllehne. Wieder andere klemmen sich ein Handtuch zwischen die Beine und arbeiten sich mit wiegendem Becken hinein, wobei auch der PC-Muskel zum Einsatz kommt.

„Der weibliche Orgasmus ist eine der letzten Grenzen der Sexualität. Im Allgemeinen ist das Wissen darüber – Ursachen, Frequenz, Ort des Geschehens – geringer als über jeden anderen Aspekt von Sex."

–**Lou Paget**, US-Sexperte, *The Big O*

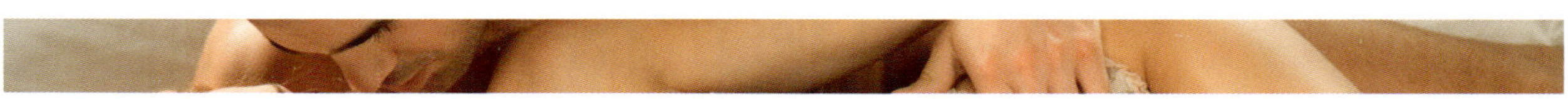

Warum fühlt er sich so gut an?

Wenn eine Frau erregt ist, steigert sich der Blutfluss zur Vagina und lässt die Venuslippen (innen und außen) sowie die Klitoris anschwellen. Mit ausreichender physischer und psychischer Stimulation wird sie einen Klimax erreichen, während dem Vagina, Schließmuskel und Uterus simultan kontrahieren und das angestaute Blut schlagartig wieder in den Körper zurückfließt. Diese Lösung der Spannung und der Blutfluss fühlen sich gut an.

Im Gehirn freigesetzte Substanzen besorgen den Rest des Wohlgefühls. Endorphine lindern Schmerz und steigern das Wohlbefinden. Oxytocin, ein Sexhormon, verstärkt das Gefühl der Zuneigung zum Partner beim Orgasmus. (Und wenig überraschend: Frauen produzieren mehr von diesem „Kuschelhormon" als Männer.)

Dieser Chemiecocktail ist am Anfang einer Beziehung am stärksten man spricht von der NBE, der neuen Beziehungs-Energie. Sie hält zwischen 18 Monaten und 3 Jahren an und treibt uns zu Bekenntnis, Monogamie und Heirat – für das ganze Leben bedeutsame Entscheidungen, die wir möglicherweise nach dem Abklingen der Droge infrage stellen.

Nan Wise, der „Liebescoach", hat eine Methode zum Verständnis des Begehrens entwickelt, die Begehrens-Kurve. Wir alle haben ein Begehrens-Grundlevel, das Maß an natürlichem sexuellem Verlangen unabhängig vom Bestand einer Beziehung. In einer neuen Beziehung steigt die Kurve und bleibt bis zu 3 Jahre lang auf hohem Niveau. Wise nennt diese Phase Neue-Beziehungs-Euphorie. Von diesem langen High kehren wir alle zum Grundlevel zurück. (Anders gesagt: leidenschaftliche Monogamie ist eine Lüge.) Manche sacken sogar unter das Grundlevel zum Niederbegehrens-Syndrom ab.

Geschickte Liebhaber können jedoch ihre Begehrens-Kurven steuern, indem sie Spitzen im Tal ihres Grundlevels erzeugen. Ihre Begehrenskurven bilden Wellen. Wise nennt diese Fähigkeit operative Intelligenz.

„Wir können nicht wirklich erklären, wie sich Erregung anfühlt, was ein Orgasmus ist, und je näher wir einem kommen, desto weniger sind Worte wert, desto weniger können wir überhaupt die Sprache verwenden."

–Sallie Tisdale, *Talk Dirty to Me. Eine intime Philosophie des Sex.*

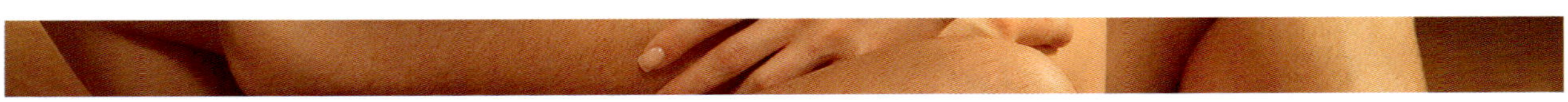

Welche Arten von Orgasmen gibt es?

Jahrzehntelang wurden weibliche Orgasmen als entweder klitoral oder vaginal definiert.

Sigmund Freud bezeichnete klitorale Orgasmen als „unreif" und „neurotisch". Die adoleszente Frau, so seine Erklärung, lernt den klitoralen Orgasmus durch Masturbation kennen. Mit dem Beginn von Sexualität mit einem Partner wechselt sie zu vaginalen, oder „reifen" Orgasmen. Der erste Seelenklempner wusste offensichtlich wenig über die weibliche Anatomie.

1953 stand im bahnbrechenden *Kinsey-Report ‚Das sexuelle Verhalten der Frau'* zu lesen, dass alle weiblichen Orgasmen mittels direkter oder indirekter klitoraler Stimulation erreicht werden. Diese Einschätzung wurde eine Dekade später von den Sexforschern William Masters und Virginia Johnson bekräftigt, die den Vorgang im Labor isoliert und quantifiziert hatten. Die klitorale Orgasmus-Theorie blieb bis 1980 unter Sextherapeuten vorherrschend, als Beverly Whipple und John Perry behaupteten, ihre Forschung habe die Existenz des G-Punkts bestätigt, womit sie den Ursprung des weiblichen Orgasmus wieder zurück in die Vagina verlegten.

Die G-Punkt-Theorie wurde nicht von allen anerkannt. Dr. Helen Singer Kaplan, eine Pionierin der Sextherapie und Gründerin der ersten US-Klinik für sexuelle Störungen, beharrte darauf, dass 75 % der Frauen ohne irgendeine Form der klitoralen Stimulation keinen Orgasmus haben können. Viele in Wissenschaftsjournalen veröffentlichte Studien berichteten, dass 60 bis 75 % der Frauen ohne Reizung der Klitoris nicht zum Höhepunkt kommen – und weniger als 10 % ihren G-Punkt entdecken konnten.
Was können wir aus all dem lernen? Also, Freud lag völlig daneben. Kinsey und Masters und Johnson taten den Frauen mit der Hervorhebung der Klitoris einen großen Gefallen. Und wenn Sie Ihren G-Punkt finden können, genießen Sie es. Wenn nicht: c'est la vie.

Heute ist unter Sex-Autoritäten die Theorie beliebt, derzufolge Frauen auf einer Vielzahl von Wegen den Ekstase-Gipfel erreichen können. Probieren Sie sie alle aus und entscheiden Sie selbst, was für Sie funktioniert. Es gibt keinen richtigen oder falschen Weg zu kommen.

Folgende Orgasmus-Routen sind möglich:

Klitoral

Die Klitoris verfügt über mehr Nervenenden als der ganze Penis. Sie ist der einzige ausschließlich für das Vergnügen geschaffene Körperteil des Menschen. Ja, die überwältigende Mehrheit der Frauen hat klitorale Orgasmen.

Vaginal/Cervix

Das ist die Art von Orgasmus, die sich anscheinend jede Frau wünscht – das Ergebnis tiefer Penetration mit einem überdurchschnittlich großen Penis. Bei Stellungen, die diesen Orgasmus-Typ unterstützen, ist die Frau oben oder wird von hinten beglückt. Sie haben größere Chancen auf einen Vaginal-Cervix-Orgasmus, wenn Sie eine „innere" Klitoris haben und vor seinem Eindringen schon bis knapp vor dem Klimax erregt worden sind. Auch das Spannen des PC-Muskels im Rhythmus seiner Stöße ist hilfreich.

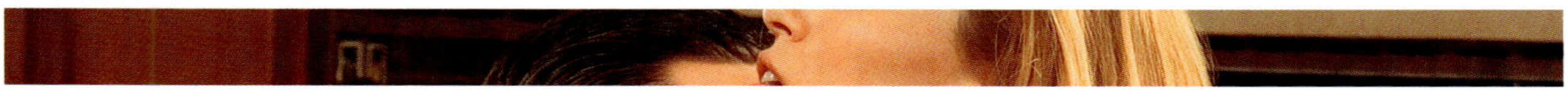

Vaginal/G-Punkt

Versuchen Sie zunächst, mit einem G-Punkt-Vibrator zum Orgasmus zu kommen. Dadurch wissen Sie, wo Ihr G-Punkt liegt und wie viel Stimulation er braucht. Beim Verkehr reiten Sie ihn und lehnen sich zurück. Experimentieren Sie mit unterschiedlichen Winkeln, bis Sie spüren, dass Ihr G-Punkt reagiert. (Und wenn er Ihnen nicht gibt, was Sie brauchen, spielen Sie mit Ihrer Klitoris.)

Anal

Analspiele sind für viele Frauen (und Männer) überaus lustvoll, und manche Frauen können so kommen. Das Geheimnis? Ihr Liebhaber sollte viel Zeit für die Entspannung des Anus aufwenden (durch lecken oder einführen eines gut geschmierten Fingers und Massage). Das Wichtigste ist, reichlich Gleitmittel zu verwenden (mehr über Analsex siehe Kapitel 10.)

Extragenital

Manche Frauen können allein durch Stimulation der Nippel (der Brüste, der Innenschenkel oder anderer sensitiver Zonen) einen Orgasmus bekommen. Am ehesten geschieht das, wenn Sie zuvor über eine andere Route bereits einen Klimax erreicht hat.

Gemischt

Manche Frauen sagen, ihre besten Orgasmen ergäben sich aus der gleichzeitigen Stimulation von zwei Bereichen, also etwa Klitoris und Vagina oder Anus. Es ist gut möglich, dass einige der als vaginal oder anal registrierten Orgasmen in Wahrheit Mischformen waren. Wenn Sie Ihre Klitoris streicheln, während es Ihnen durch eine andere Form der Stimulation kommt, ist das ein gemischter Orgasmus.

Gebildete, gut situierte Frauen kommen leichter zum Orgasmus

Nach einer gemeinsamen Studie der Sussex University und der Universitäten von Sydney und Melbourne in Australien haben Frauen mit einem „höheren Haushaltseinkommen" und einer „leitenden Stellung" die besten Chancen, bei ihren sexuellen Begegnungen zum Orgasmus zu kommen. Die Studie schloss, dass solche Frauen eher männliche, zum Cunnilingus bereite, oder weibliche Partner fanden. Auch Frauen, die Sexspielzeuge verwendeten, kamen „signifikant wahrscheinlicher" zum Höhepunkt.

Was hatte keinen Einfluss auf das Orgasmus-Potenzial? Das Einstiegsalter in sexuelle Aktivität, die Anzahl bisheriger Sexualpartner und ob Cybersex/Porno konsumiert wurde oder nicht.

„Es gibt nicht einen Weg, den Orgasmus zu erleben. Die Möglichkeiten dafür sind so individuell wie Sie. Also experimentieren Sie, bleiben Sie für alles offen und genießen Sie Ihre Forschung."

—**Dr. Hilda Hutcherson**, *Pleasure: A Woman's Guide to Getting the Sex You Want, Need, and Deserve*

Um den G-Punkt beim Verkehr zu finden, nehmen Sie eine Top-Position ein, lehnen Sie sich zurück und experimentieren Sie mit den Winkeln, bis Sie eine Reaktion fühlen.

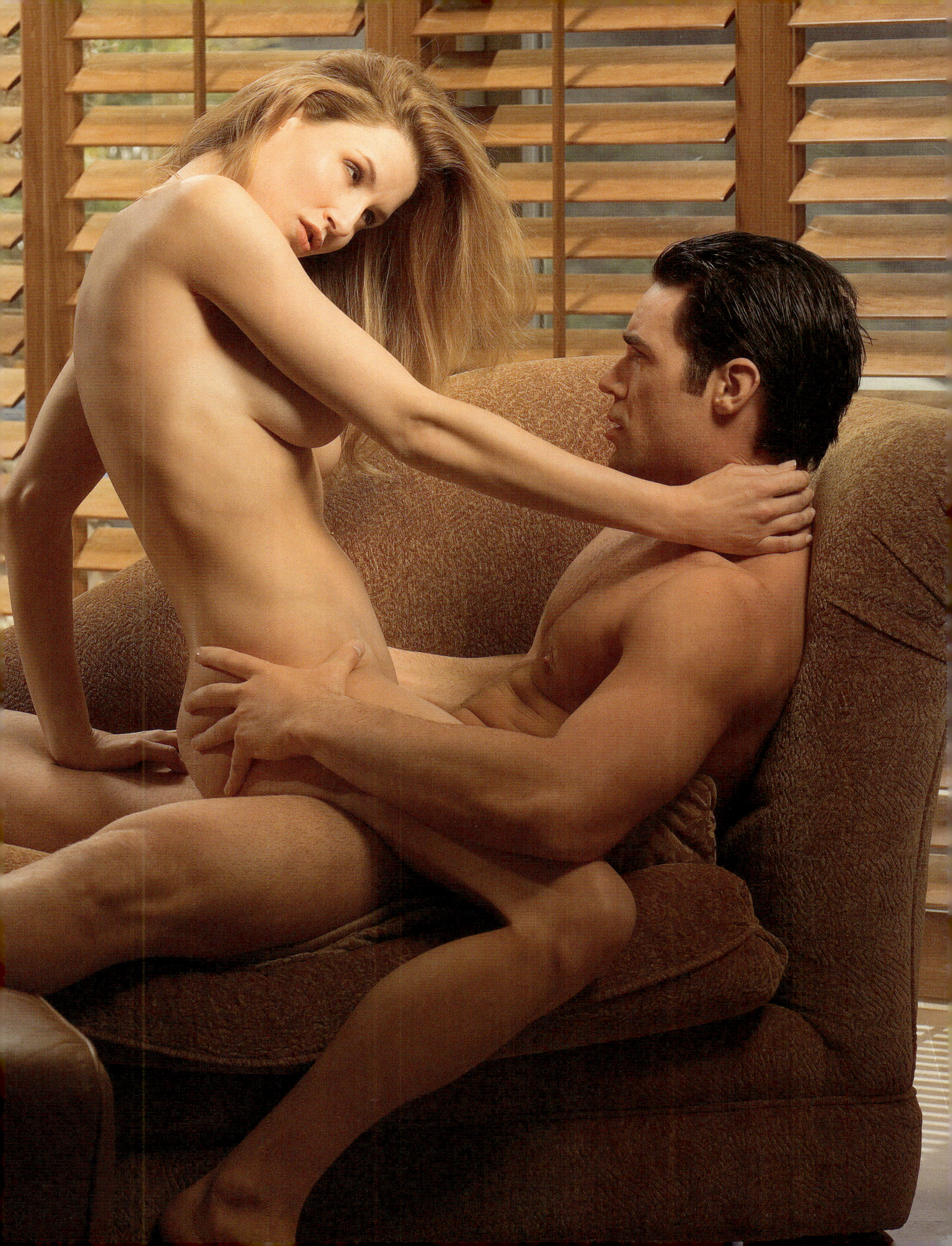

Warum kommen manche Frauen leichter als andere?

„Leichter" bedeutet in diesem Zusammenhang üblicherweise allein durch Verkehr; bei der Masturbation kommt es so gut wie jeder Frau. Die Fähigkeit dazu – das Glück – ist selten genug, um als „außer der Norm" gelten zu können, dennoch gilt der weibliche Orgasmus durch Penetration allein nach wie vor als „Norm" oder „Ideal". Das ist weder Frauen noch Männern gegenüber fair, die sich die Schuld geben, sie nicht zum Höhepunkt „bringen" zu können.

Für den Umstand, dass manche Frauen leichter kommen als andere, gibt es im Wesentlichen zwei Erklärungen: Entweder hat sie eine überdurchschnittlich große Klitoris oder ihre Lustknospe ist ziemlich tief unter der Klitorisvorhaut verborgen, wodurch es wahrscheinlicher wird, dass sie beim Verkehr die nötige klitorale Stimulation erhält.

Meine eigenen extensiven Interviews mit Tausenden von Frauen haben mich überzeugt, dass die Lage, die Lage, die Lage die Antwort ist. (Obwohl auch viele Frauen mit einer großen Klitoris sagen, sie könnten durch Verkehr allein keinen Orgasmus bekommen.) Stellen Sie sich Ihre Klitoris als eine Immobilie vor, die Sie geerbt haben.

ECHT GESAGT

Männer über weiblichen Orgasmus:

„Um sie zum Orgasmus zu bringen muss ich sie zuerst lecken, oder sie befingert sich beim Sex. Für mich ist das okay, weil ich verstehen kann, dass eine Frau Penetration will und genießt und trotzdem noch anderes braucht, um abzuheben. Sie hat ein Problem damit. Sie denkt, irgendetwas stimmt nicht mit ihr oder mir oder uns."

—Kyle, 29

„Nach 21 Jahren Ehe entschloss sich meine Frau, mir mitzuteilen, dass sie die meisten Orgasmen mit mir vorgetäuscht hatte. In der alten Seinfeld-Show wäre das vielleicht lustig gewesen, aber in echt war das einfach Scheiße. Ich fand sie überhaupt nicht mehr attraktiv. Ich hatte keinerlei Interesse daran herauszufinden, wie ich sie zum Orgasmus bringen könnte, obwohl das bestimmt anders gewesen wäre, wenn sie mir das in unseren ersten ein, zwei Jahren gesagt hätte."

—Graham, 49, seit 3 Jahren geschieden

„Orgasmen der Frauen! Ich weiß, dass die besser als meine sind. Ich liebe es zu spüren, wie es einer Frau in meinem Mund, meiner Hand, um meinen Penis herum kommt. Es ist Magie für uns beide."

—Mark, 35

„Was soll eine Definition von ‚normal', die zwei Drittel der Frauen als ‚abnormal' abstempelt?"

—Elisabeth Lloyd, *The Case of the Female Orgasm*, widerspricht der populären (und therapeutisch akzeptierten) Vorstellung, die Unfähigkeit zum Orgasmus sei eine weibliche sexuelle Dysfunktion.

„Tu dir und ihm einen Gefallen, Schwester: Täusch ihn vor. Wenn du gut aufgelegt bist, tu als ob und spring dann aus dem Bett, mach das Frühstück, press den Orangensaft aus, schenk den Sekt ein, sag ihm, wie klug er ist oder drück sonstwie deine Begeisterung aus."

—**Fay Weldon**, kontroversielle britische feministische Autorin, *Was Frauen glücklich macht*

Vorspielen!

Die Idee, Orgasmen „vorzuspielen", mag Allgemeinwissen sein, aber es ist ein schrecklicher Rat. Statistiken aus Umfragen von Frauenmagazinen bis zu Forschungen von Psychologie-Instituten bestätigen, dass Frauen Orgasmen vortäuschen, und zwar konstant häufig. Würden Sie glauben, dass 85 % der Frauen zumindest einmal im Leben einen Höhepunkt vorgespielt haben? (Die restlichen 15 % sind entweder Jungfrauen oder Lügnerinnen.)

Der wichtigste Grund, nichts vorzutäuschen, ist, dass Sie sagen: „Liebling, das hat geklappt!" – hat es aber nicht. Und wird es auch beim nächsten Mal nicht. Vorspielen kann dem Sex ein Ende bereiten, wird Sie aber nicht glücklich machen.

Ich ermutige Sie nicht, seine Technik zu kritisieren oder ihm die Schuld dafür zu geben, dass er Sie nicht beglücken kann. Bitten Sie um das, was Sie wollen und brauchen, im selben Moment, nicht später. Lernen Sie einen Orgasmus zu bekommen. Und sorgen Sie dann dafür, dass es auch dazu kommt.

TIPP

Wenn Sie den O aus welchem Grund auch immer vortäuschen, überziehen Sie nicht. Frauen, die faken, übertreiben typischerweise die Emotionen. (Auch wenn sogar das offensichtlich viele Männer narrt.) Ein etwas gewiefterer Liebhaber wird jedoch Verdacht schöpfen, wenn Sie schreien, stöhnen und keuchen wie ein Pornostar. Schalten Sie einen oder zwei Gänge zurück. Und springen Sie hinterher nicht aus dem Bett oder plaudern munter drauf los. Ein authentischer Orgasmus macht eine Frau für einige Minuten ein wenig atem- und sprachlos.

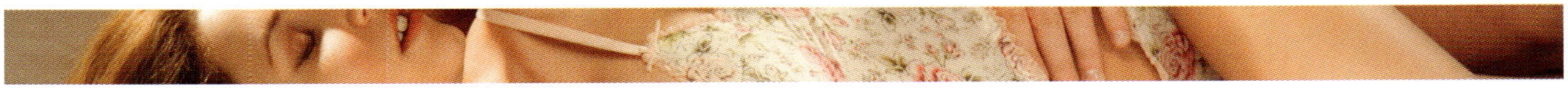

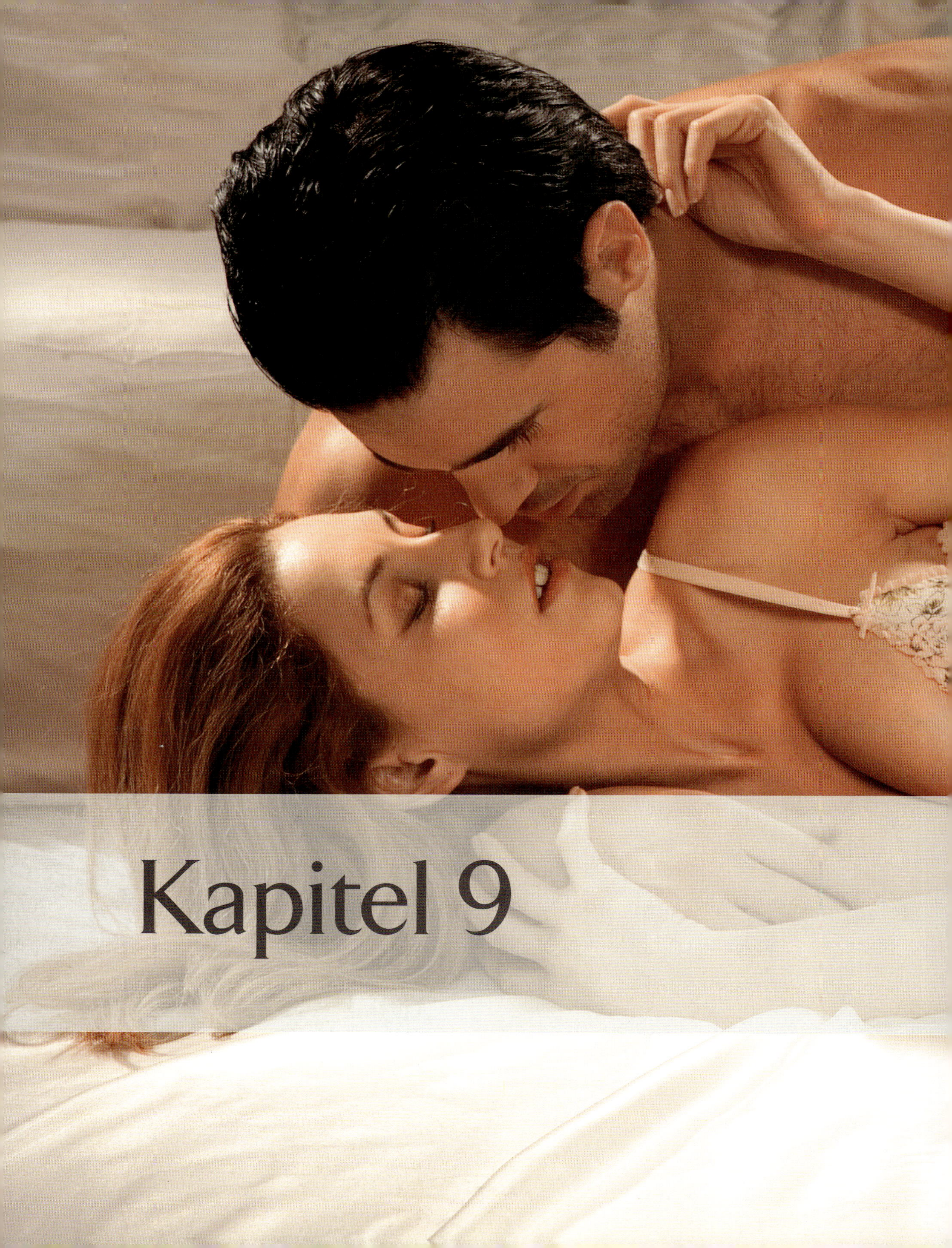

Kapitel 9

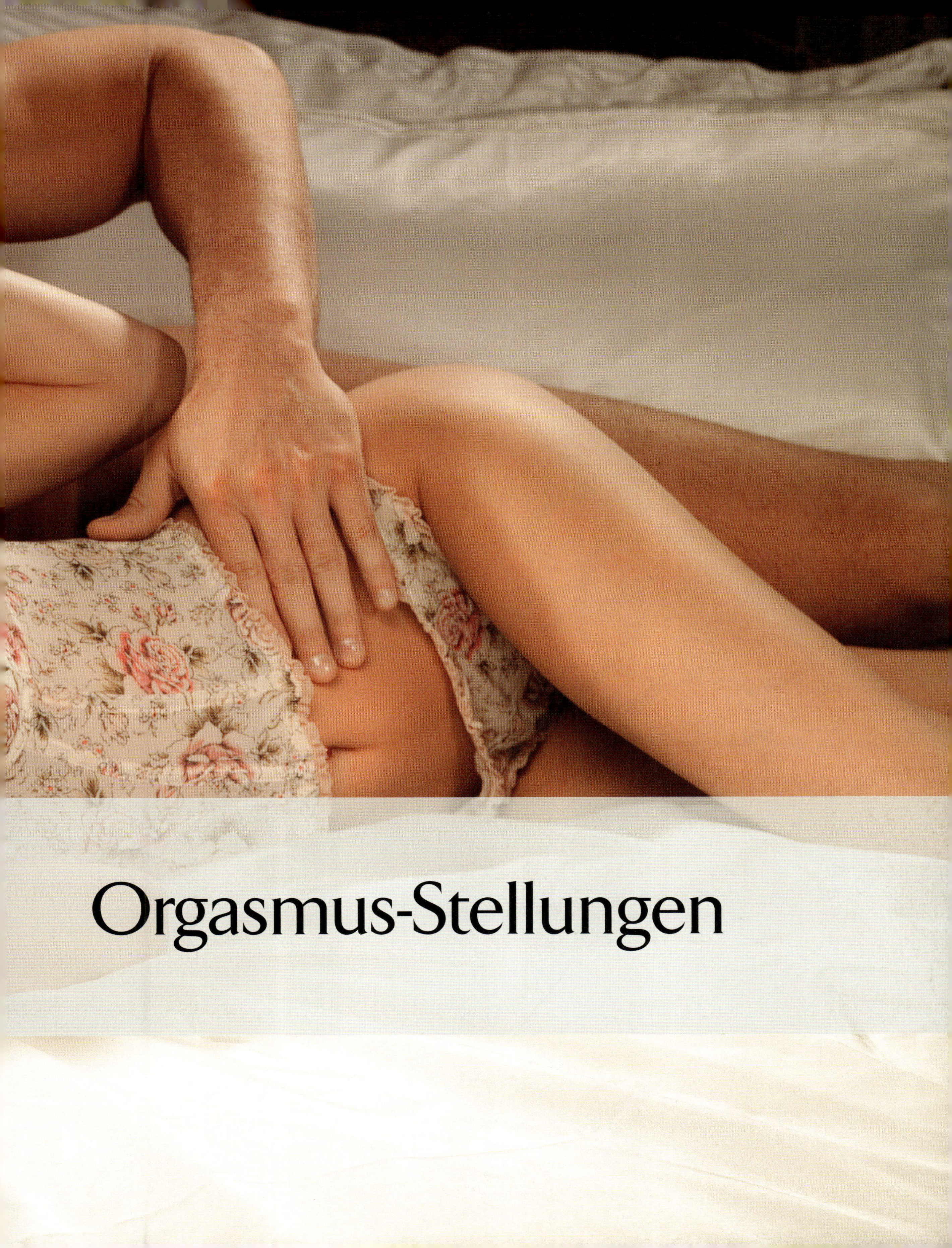

Orgasmus-Stellungen

Der Schlüssel zum Orgasmus

Nennen wir sie nicht „Sex-Stellungen". Eine positivere Haltung ist angebracht. Es sind Orgasmus-Stellungen, weil Sie in jeder davon einen haben können, sogar wenn Ihre heißen Zonen nicht verbunden werden. Sie können Ihre Hand oder einen Fingervibrator einsetzen oder den Verkehr hinauszögern, bis Sie Sekunden vor dem Höhepunkt sind. Jede Stellung ist eine Orgasmus-Stellung.

Und endlich werden Sie eine Antwort auf die Frage erhalten: „Wie kann ich beim Verkehr kommen?"

TIPP

Gibt es die ideale Stellung für den weiblichen Orgasmus? Ja – jede einzelne von ihnen. Frauen-Top-Stellungen gelten gemeinhin als „ideal" für ihren Klimax. Aber einer Frau, die sich oben nicht wohlfühlt, nützt das nichts, weil sie sich nicht selbst berühren will. Jede Stellung kann für Sie ganz persönlich „ideal" sein. Alles hängt davon ab, wie Ihre Körper zusammenpassen und wie Sie Stellungen adaptieren, um das Maximum an Klitoris-Stimulation herauszuholen.

Ein weiterer Kniff, um die eigene Ideal-Stellung zu finden, besteht darin, sich selbst zu fragen: In welcher Stellung kann ich meinen PC-Muskel während der Stöße am effektivsten spannen und entspannen? Bei manchen Frauen ist das die Missionarsstellung mit den Füßen an seiner Brust. Versuchen Sie es und schauen Sie, wie es für Sie funktioniert.

Wenn eine Frau sagt: „Mit ihm kann ich nicht kommen." meint sie in der Regel: „Ich kann mit keinem Mann durch Verkehr allein kommen." Das ist ganz normal, wie Sie mittlerweile erkennen dürften. Hören Sie auf, etwas vorzuspielen. Ob Sie den Orgasmus erreichen oder nicht hat wenig mit ihm und sehr viel mit Ihnen zu tun.

So bekommen Sie mit Ihrem Partner einen Orgasmus:

Manuelle Stimulation beim Verkehr, in jeder Stellung

Einer von Ihnen muss sich beim Geschlechtsverkehr um Ihre Klitoris und das umgebende Gewebe kümmern; oder Sie nehmen einen Vibrator mit ins Bett.

Es braucht nur einen Finger, der nach unten zwischen Ihre Körper gebracht wird und streichelt. Wenn Sie zu schüchtern sind, um sich vor ihm selbst zu berühren oder ihm zu sagen, wo Sie berührt werden wollen, nehmen Sie einfach seine Hand, legen sie auf die richtige Stelle und bewegen sich dagegen.

Einer von Ihnen kann auch einen Fingervibrator benützen. Oder Sie masturbieren bis kurz vor dem Punkt ohne Wiederkehr, bevor Sie es zum Verkehr kommen lassen. Oder er verhilft Ihnen mit der Hand und/oder der Zunge zu dieser Erregung. An diesem Punkt sollte jede Bewegung im Genitalbereich ausreichen, um Sie über die letzte Schwelle zu bringen, besonders wenn Ihre PC-Muskeln kräftig sind und Sie sie anspannen wie verrückt.

Ganz ehrlich, das ist doch wirklich einfach? Warum die Sache verkomplizieren?

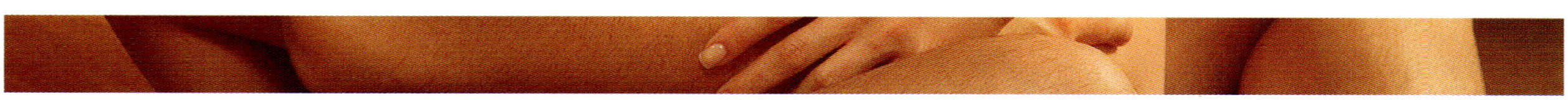

Die sechs Grundstellungen

Das fliegende V

Nachdem Sie jetzt Ihre Schüchternheit bezüglich Ihres Bedürfnisses nach klitoraler Stimulation überwunden haben und das Offensichtliche – die wenigsten Frauen können durch Verkehr alleine kommen – akzeptieren: Hier ein simpler Trick, mit dem Sie in jeder Verkehrslage zum Orgasmus kommen können.

Viele Frauen erleben diese einfache Technik als effektiver als direkte Klitoris-Stimulation, besonders beim Verkehr, wenn der Raum zwischen den Leibern die Möglichkeiten etwas einschränkt.

Schieben Sie zwei n V-Stellung gehaltene Finger Ihrer Hand zwischen Ihre Körper. Legen Sie das V über Ihre Klitoris. Stoßen Sie in seinem Rhythmus nach unten.

Oder nehmen Sie seine Finger und platzieren Sie sie in Form eines V an den Seiten Ihrer Klitoris. Wühlen Sie sich im Stoßrhythmus gegen seine Finger.

TIPP

Ihre beliebteste Orgasmus-Stellung funktioniert nicht mehr richtig? Körper verändern sich. Gewichtszu- oder -abnahme, Sportverletzungen, ein langsames Nachlassen der Erektionsfähigkeit und andere Faktoren können einen Unterschied ausmachen. Versuchen Sie Adaptionen der sechs Grundstellungen (rechts). Und experimentieren Sie mit neuen.

Es gibt sechs Grundstellungen beim GV, und natürlich zu jeder unzählige Variationen.

Das sind:

- Reitstellung (Frau oben)
- Missionars-Stellung (Mann oben)
- Flanquette (Seite an Seite oder Löffelchen)
- A tergo (Hündchenstellung)
- Sitzend
- Stehend

Reitstellung

Von Sextherapeuten und Frauen, die auf Umfragen reagierten, als die Sexstellung mit der höchsten Wahrscheinlichkeit eines weiblichen Orgasmus bezeichnet, ist die Reitstellung auch bei Männern sehr beliebt (sie lieben es, zu beobachten.) Sie kann ihre Klitoris gut erreichen und kontrolliert Tiefe, Winkel und Tempo der Stöße. Bei der gebräuchlichsten Variante dieser Stellung hockt oder sitzt sie rittlings auf dem Mann, der auf dem Rücken liegt.

Sie kann sich vorbeugen und ihr Gewicht auf ihre Hände neben seinen Schultern verlagern, oder sich auf eine Hand stützen, oder auf keine und aufrecht bleiben. Sie kann sich auch zurücklehnen, wenn das ihren G-Punkt besser stimuliert. Die Reitstellung kann auch umgekehrt eingenommen werden, so dass die Reiterin auf seine Füße statt in sein Gesicht blickt.

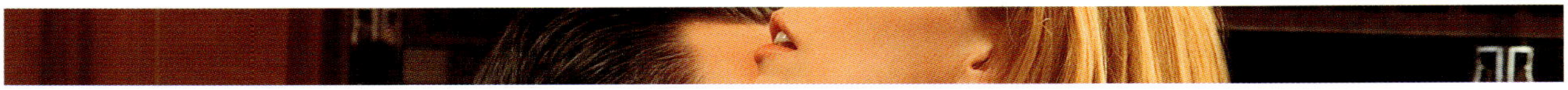

Besser kommen in dieser Stellung

So wird daraus eine noch bessere Orgasmus-Stellung:

- Wechseln Sie tiefe Stöße mit der Verwendung seiner Eichel als Klitoris-Reizer ab.
- Bewegen Sie sich vor-zurück oder seitlich, weniger auf und ab.
- Wenn der Orgasmus nahe ist, legen Sie sich flach über ihn, pressen Ihre Schenkel zusammen und wühlen Ihre Klitoris in ihn, während Sie Ihren PC-Muskel spannen.
- Bei der umgekehrten Reitstellung fordern Sie ihn auf, ein Bein anzuwinkeln und den Fuß aufs Bett zu stellen. Bringen Sie sich in eine Position, in der Sie seinen Penis reiten und sich an seinem erhobenen Schenkel reiben können.

Die ovale Bahn

Folgen Sie in der Reitstellung der ovalen Bahn – so gut sich das für Sie anfühlt, so gut sieht es für ihn aus.

Anstatt geradewegs auf und ab zu reiten, bewegen Sie Ihr Becken entlang eines aufgerichteten Ovals. Lehnen Sie sich in der Vorwärts-Abwärts-Bewegung über seinen Penis, um die Klitoris zu stimulieren; in der Rückwärts-Aufwärts-Bewegung lehnen Sie sich zurück, um Ihren G-Punkt zu reizen.

Und verwenden Sie Ihre Hand, wenn Sie sie brauchen. Und spannen Sie diesen PC-Muskel an!

ECHT GESAGT

Ihre liebste Frauen-Orgasmus-Stellung?

„A tergo. Ich liebe es, einer Frau auf den Arsch zu sehen. Und die Macht! Ich positioniere sie am Bettrand, stehe hinter ihr und nehme sie. Sie gehört ganz mir – und ich weiß, dass sie kommt."

—Ahmed, 29

„Gerade im Moment, mit diesem Typen, ist es die gute alte Missionarsstellung. Wir sind da sehr athletisch. Ich mag es, die Beine um seinen Nacken oder die Füße auf seine Brust zu legen. Mit anderen Typen sind es andere Stellungen."

—Nadine, 36

„A tergo. Ich liebe es, wie mein Typ meine Möse in dieser Stellung nagelt. Manchmal lechze ich genau danach. Und mir fällt es leichter, mit meiner Klit zu spielen, wenn er nicht zusieht."

—Marisol, 30

„Am liebsten bin ich oben. Ich bin ein wenig exhibitionistisch. Und ich weiß, dass ich gut aussehe, wenn ich meinen Mann reite. Ich kann mit meinem G-Punkt und der Klit spielen – es hat einfach alles. Und er scheint zufrieden zu sein."

—Amelia, 44

„Alles ist gut. Wenn ich wieder gutmachen will, dass ich länger gearbeitet oder sie wegen einer Sportsendung vernachlässigt habe, fange ich oben an, rolle sie dann, immer noch in ihr, auf die Seite und halte sie ganz nah bei mir – das ‚Paket', wie ich es nenne. Meine Beine sind um ihren Arsch geschlungen und ich sage ihr: ‚Ich liebe dich, Baby, du bist die Eine'."

—Tyrone, 39

Experimentieren Sie mit Variationen der Reitstellung. Er kann sich z. B. aufrichten und Sie küssen und halten.

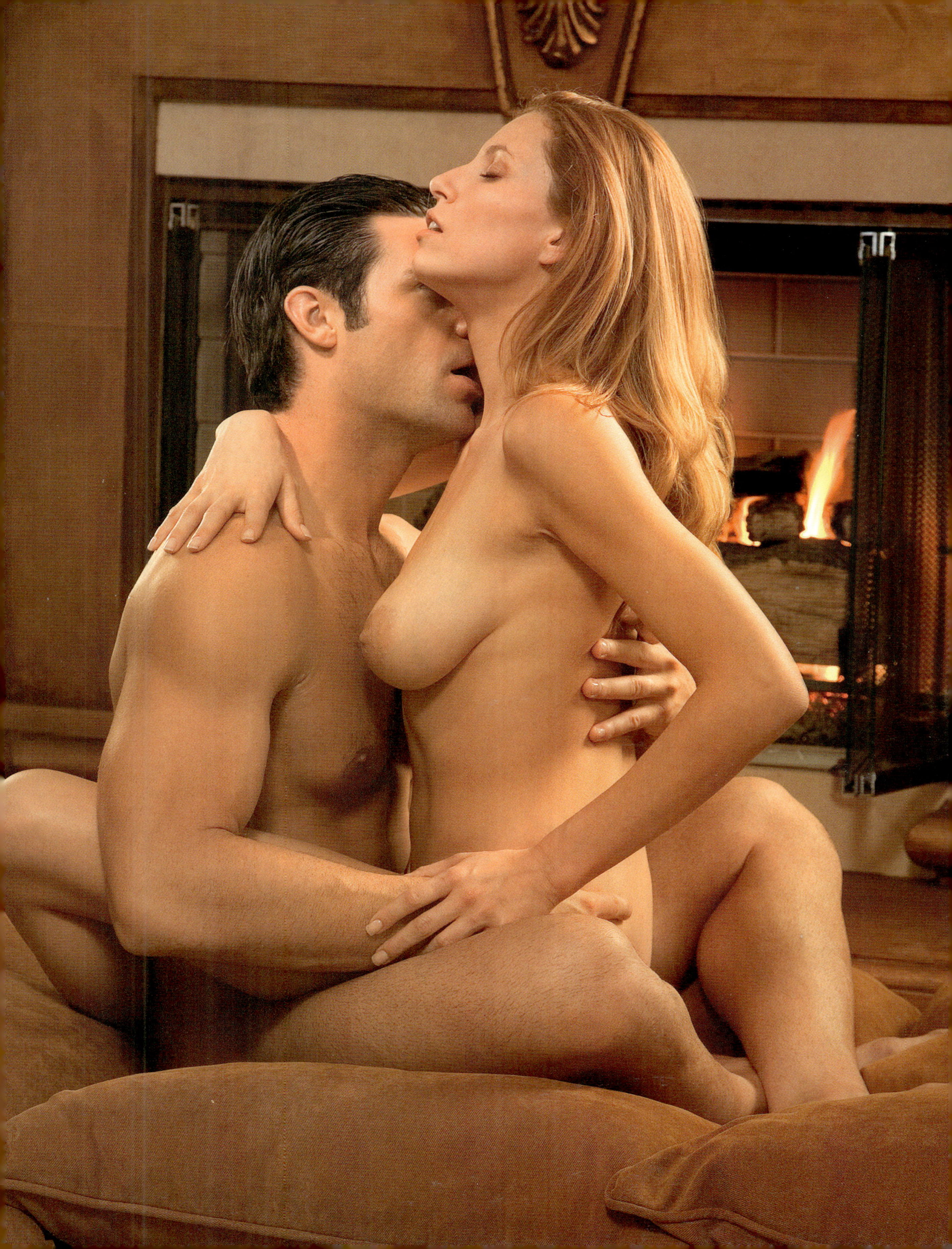

Missionarsstellung

In Umfragen bewerten Frauen diese Stellung gewöhnlich besser als Männer, vermutlich weil sie wirklich harte Stöße zulässt. Und ja, Frauen mögen das!

In der gebräuchlichsten Variante dieser Stellung liegt sie mit leicht gespreizten Beinen auf dem Rücken und er auf ihr, wobei er sich mit wenigstens einer Hand abstützt.

Besser kommen in dieser Stellung

So wird daraus eine noch bessere Orgasmus-Stellung:

- Legen Sie sich ein Kissen unters Kreuz, um den Winkel der Penetration so zu ändern, dass sie tiefer wird.
- Liegen Sie auf dem Rücken mit so hoch und gerade ausgestreckten Beinen, wie es bequem möglich ist. Er kniet vor Ihnen. Ihre Vagina wird so enger und die Stimulation für Sie beide intensiver; zudem haben Sie die Hände frei, um mit Ihrer Klitoris zu spielen.
- Legen Sie auf dem Rücken liegend Ihre Beine über seine Schultern.
- Legen Sie ein Bein über seine Schulter oder um seinen Nacken.
- Legen Sie Ihre Füße auf seine Brust oder Schultern, wieder um den Eindringwinkel zu ändern und die Stöße zu kontrollieren.
- Schlingen Sie aus denselben Gründen Ihre Beine um seinen Nacken oder seine Taille.
- Ziehen Sie sie an den Bettrand. Er dringt im Stehen in Sie ein und hält Ihre Beine, oder Sie schlingen Sie um ihn.

Der neue Missionar

Diese Stellung bietet maximale Empfindungen für sie und erfordert minimale Bewegungen für ihn. Das kann den Sex erheblich verlängern.

Sie liegt mit ausgestreckten, nur leicht geöffneten Beinen auf dem Bauch. Er liegt über ihr und stützt sein Gewicht mit den Ellbogen ab; seine Beine legt er außen neben ihre. Nachdem er in sie eingedrungen ist, schließt sie ihre Beine und überkreuzt sie an den Fesseln. Dadurch spüren Sie die ganze Länge seines Penis in sich. Wenn er stößt, kann er zugleich an Ihren Ohren knabbern und Ihren Hals und Nacken küssen. Und Sie können unter sich greifen und mit Ihrer Klitoris spielen.

Es ist neu, macht Spaß und funktioniert.

„Missionare machen's dir. Und ich bin ein Machs-mir-Mädchen im Bett."

–Weiblicher CEO, 39

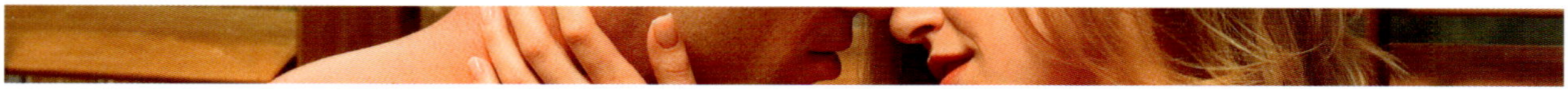

Flanquette

Die auch als „Löffelchenstellung“ bekannte Seite-an-Seite-Position hat sich für etwas müde Pärchen – oder bei schwächeren Erektionen – bewährt.

In der Standardversion dieser Stellung blickt er auf ihren Rücken. Ihre Hinterbacken sind ihm entgegengereckt und er schiebt ein Bein zwischen ihre. Sie kann auch halb auf dem Rücken, halb auf der Seite liegen und das Bein, auf dem sie liegt, anwinkeln. Er blickt sie dann an.

Variationen

Die beiden können einander ansehen, mit den Beinen lose umeinander gelegt. Oder sie halten je ein Bein gestreckt und in Kontakt, die anderen lose umeinander geschlungen.

Bei einer weiteren Variante blicken sie einander an und sie legt beide Beine um ihn – wie in einer Liegeversion von Sex im Stehen.

Besser kommen in dieser Stellung

So wird daraus eine noch bessere Orgasmus-Stellung:

- Entweder Sie oder er stimulieren Ihre Klitoris.
- Verwenden Sie einen Vibrator. Diese Stellung eignet sich ausgezeichnet für Vibratorspiele, weil Ihre Hände frei bleiben.
- Machen Sie die Flanquette zu Ihrer Initiativ-Stellung, wenn er müde ist, Sie aber Sex wollen. Masturbieren Sie zunächst, bis Sie sehr erregt sind. Er wird glücklich sein, dass er Ihnen einen Orgasmus „geben“ kann.

A tergo

Diese Stellungen waren im alten China äußerst populär, und sind auch heute bei beiden Geschlechtern beliebt, trotz ihres unglücklichen Spitznamens „Hündchenstellung“. Sie erleichtert tiefe Penetration, G-Punkt-Stimulation und harte Stöße und erlaubt sehr gut die Stimulation der Klitoris mit der Hand. Ein netter Bonus: Ihr Hintern sieht so am besten aus, kleine Fältchen und Schlaffheiten werden optimal geglättet. (Und wer liebt das nicht?)

In der Grundstellung befindet sich die Frau auf allen vieren und der Mann kniet hinter ihr.

Variationen

Er steht hinter ihr und zieht sie zum Bettrand. Im Stehen kann er noch heftiger stoßen – was sich vielleicht beide wünschen.

In einer weiteren Variante senkt sie ihre Brust aufs Bett. Das ändert den Eindringwinkel. Manche Frauen erleben so eine bessere G-Punkt-Stimulation.

Besser kommen in dieser Stellung

So wird daraus eine noch bessere Orgasmus-Stellung:

- Senken Sie Ihren Oberkörper, sodass Ihre Brust das Bett berührt. Das verlängert Ihren Vaginalkanal und sorgt für mehr Enge für seinen Penis.
- Wenn er typischerweise Ihren Hintern oder Ihre Hüften packt und die Stöße kontrolliert, sagen Sie ihm, dass er Ihre Vulva streicheln und Ihre Klitoris befingern soll, während Sie ansonsten eher passiv bleiben und sich seinen Stößen entgegenstemmen.
- Probieren Sie a tergo am Bauch. Pressen Sie Ihre Schenkel zusammen, nachdem er eingedrungen ist, und heben Sie ein Bein für eine tiefere Penetration.

Sitz-Stellung

Diese Stellung funktioniert mit unterschiedlichen Graden der Leidenschaft. Sie ist gut, wenn er müde ist oder Sie sich gesprächig und verspielt fühlen. Sie ist aber auch gut, wenn Sie einfach auf ihm sitzen wollen.

Er sitzt auf einem Stuhl oder auf dem Bett und sie rittlings über ihm. Die Penetration ist flach.

Variationen

Ändert man die Sitzgelegenheit, ändern sich auch Winkel und Tiefe der Penetration – und ihre Einflussmöglichkeiten auf die Stöße. Ein harter Küchenstuhl gibt ihr z. B. Stoßkraft, ein Polstersessel eher nicht.

Sie sitzt mit dem Rücken zu ihm. Auch das ändert Winkel und Tiefe der Penetration.

Besser kommen in dieser Stellung

So wird daraus eine noch bessere Orgasmus-Stellung:

- Er packt fest Ihre Hinterbacken und Sie lehnen sich zurück, während er stößt.
- Verwenden Sie Vibratoren. Ein vibrierender Penisring für ihn oder ein Umschnall-Vibrator für Sie eignen sich besonders.
- Setzen Sie sich auf einen Küchentisch, die Waschmaschine, den Trockner oder einen hohen Barhocker – was immer ihm erlaubt, auf der richtigen Höhe einzudringen.

„Es ist ein Mythos, dass Frauen es nicht von hinten wollen. Wir mögen harte Stöße. Und müssen nicht dauernd euer Gesicht sehen."

–Kate, Sexforscherin

Versuchen Sie Sitz- und Stehstellungen zu kombinieren – indem er z. B. am Rand eines Sessels sitzt. Die Frau kann ebenfalls den Sessel nutzen, um sich über ihn zu manövrieren.

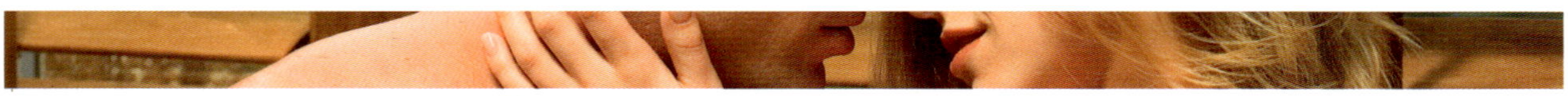

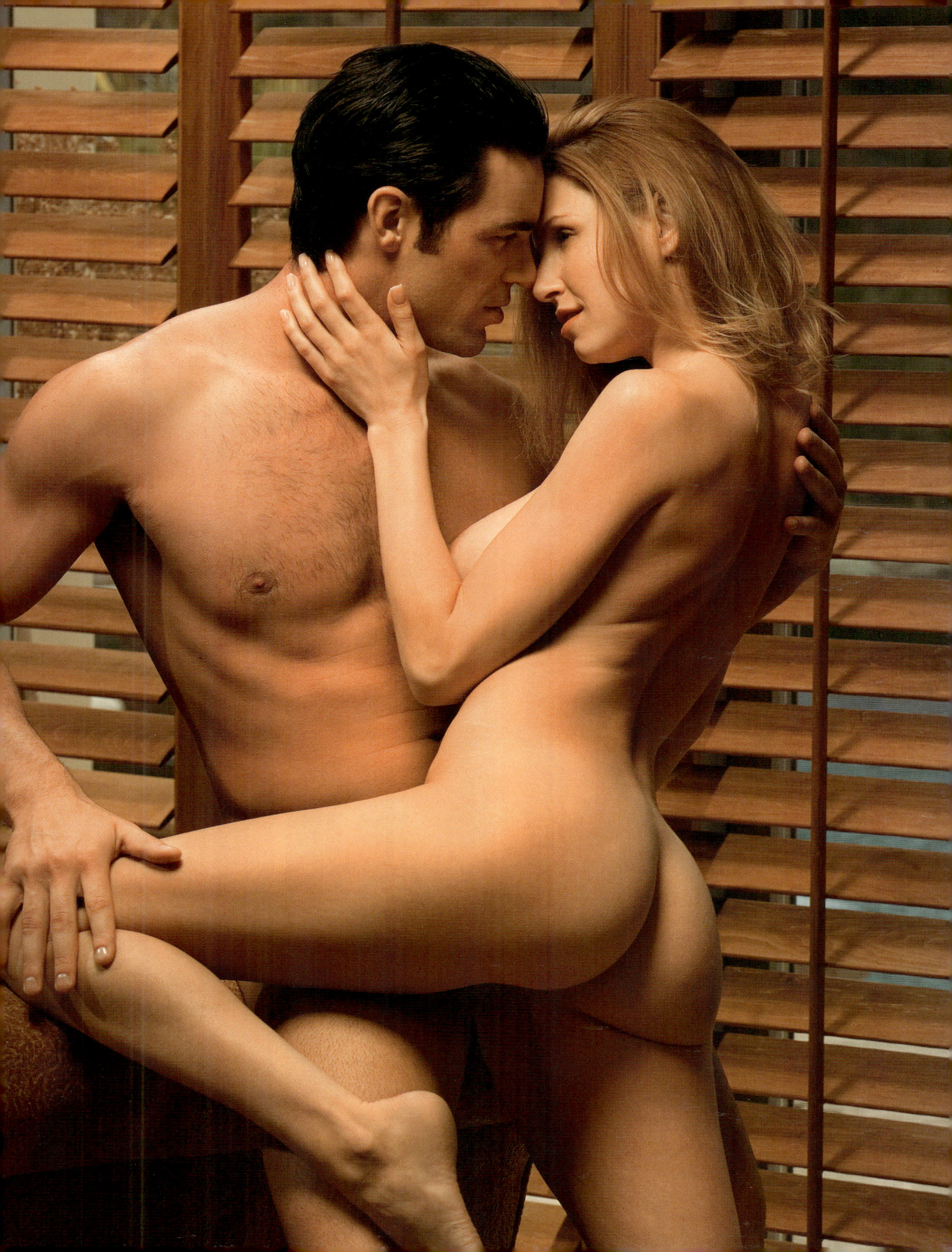

Im Stehen

Stehverkehr befriedigt unser ab und an aufkommendes Bedürfnis nach dramatischem Express-Sex. Es ist wunderbar für einen Quickie oder als Einstieg für Längeres. Sie können immer auf den Boden gleiten und die Sache in einer anderen Stellung zu Ende bringen.

In der Grundversion hockt er sich etwas nieder und sie lässt sich auf ihn herab. Sie legt ein Bein um seine Taille und er hält ihre Hinterbacken.

Variationen

Das ist vielleicht „Betrug", aber er kann sie auf eine passende Unterlage heben, wenn das Stehen zu anstrengend wird.

„Viele Frauen sagen, sie können es im Stehen nicht. Viele Frauen sagen, sie haben keinen Orgasmus, wenn er oben ist. Viele haben ihre besten Orgasmen, wenn er oben ist. Viele Frauen sind nicht in deinem Bett. Es ist egal, was sie sagen. Was stimmt für dich?"

–iVillage.com

Besser kommen in dieser Stellung

So wird daraus eine noch bessere Orgasmus-Stellung:

- Ändern Sie Winkel und Tiefe des Eindringens, indem Sie es auf einer Treppe machen, Sie eine Stufe über ihm.
- Sie stehen mit dem Rücken zu ihm und beugen sich etwas vor. So wird Ihr G-Punkt besser stimuliert.

TIPP

Manchmal möchten Sie es wie ein Pornostar treiben. Probieren Sie es im Stehen vor einem körpergroßen Spiegel. Behelfen Sie sich z. B. mit einem schweren Barhocker, an den er sich lehnen kann, wenn keine Wand zur Hand ist. Das kann v. a. visuell ein Hammer sein, wenn er ihr den Minirock hochschiebt und ihren Hintern entblößt.

Sex im Stehen ist stark, wenn Sie ganz schnell Befriedigung brauchen oder eine Abwechslung von Ihrer horizontalen Routine.

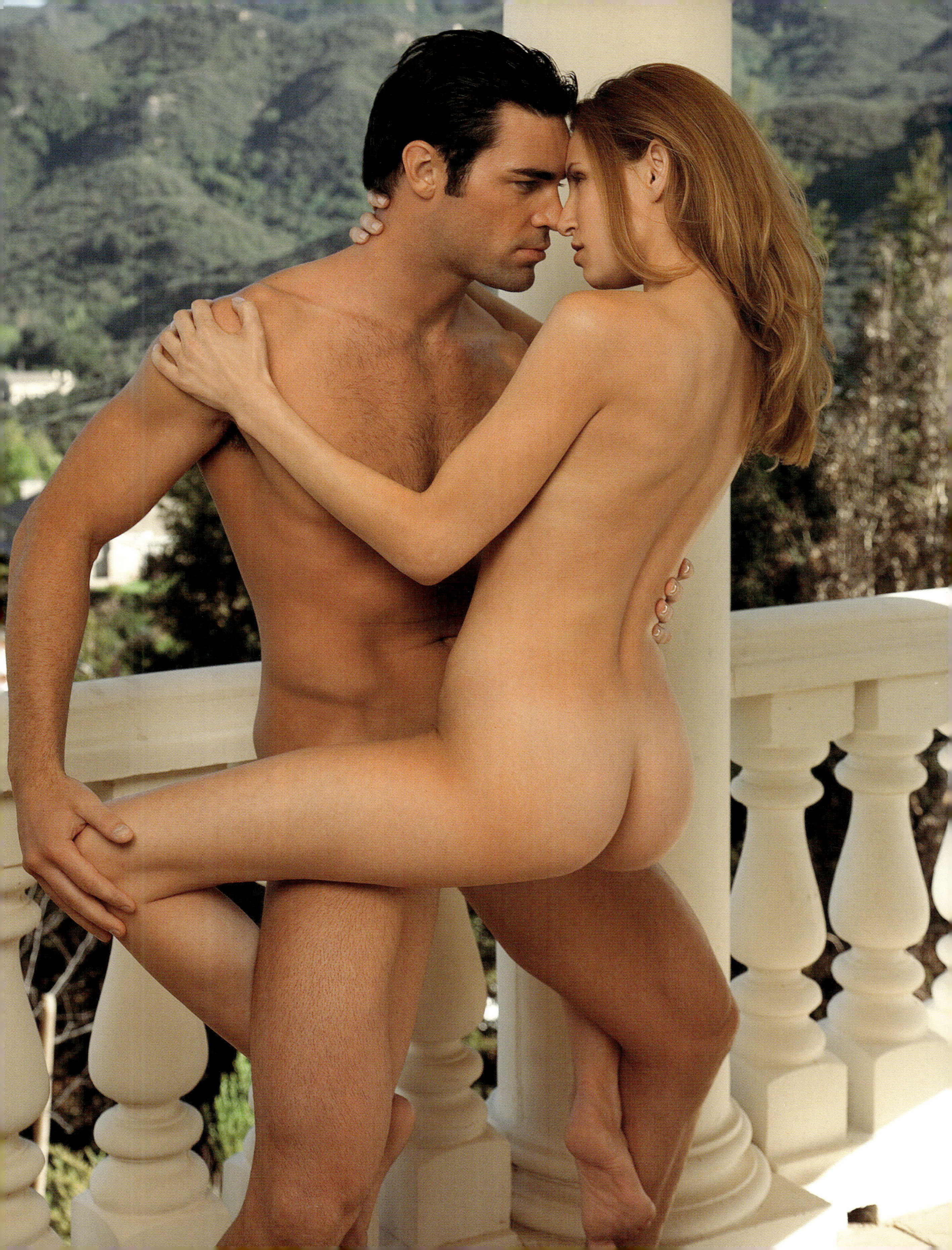

Kapitel 10

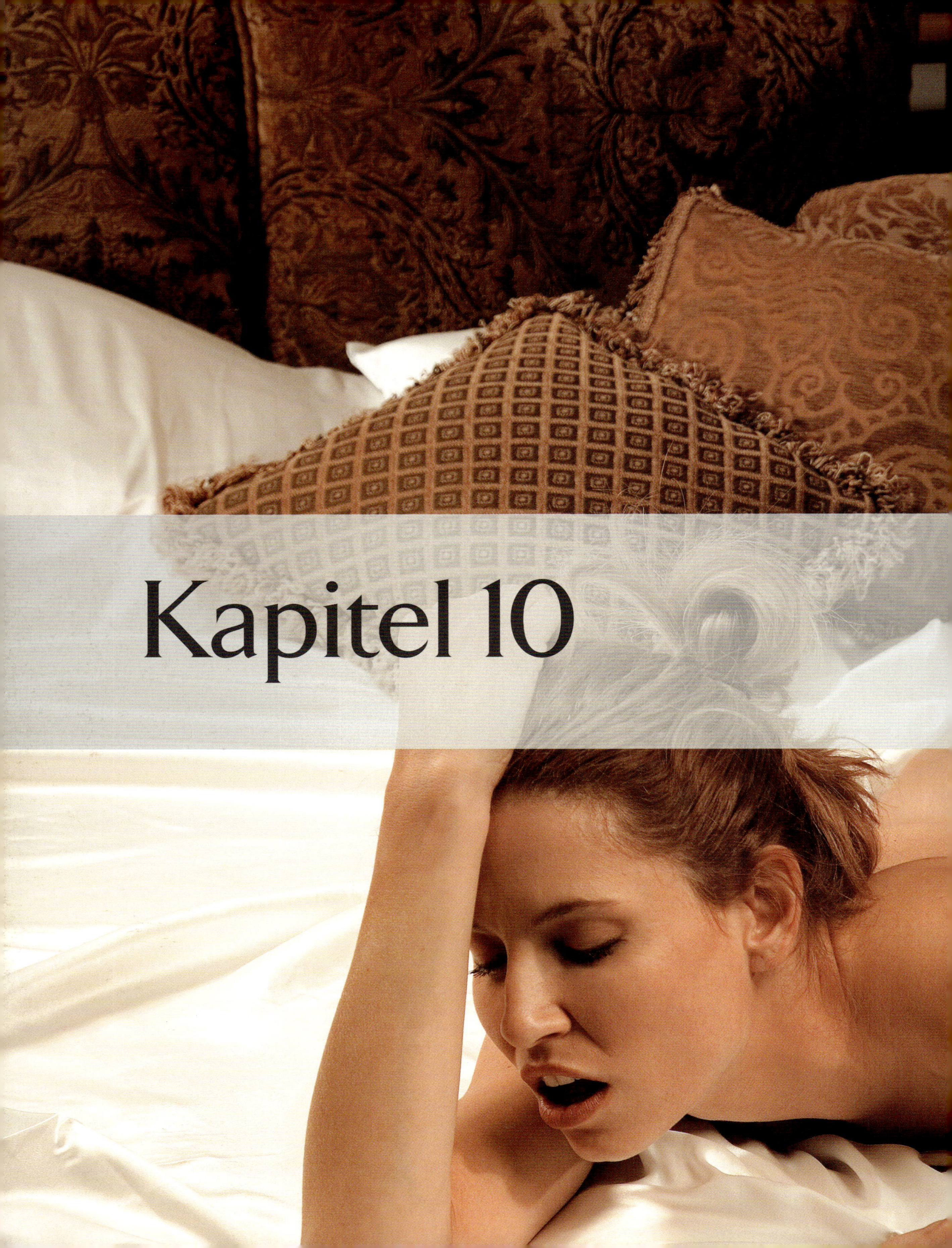

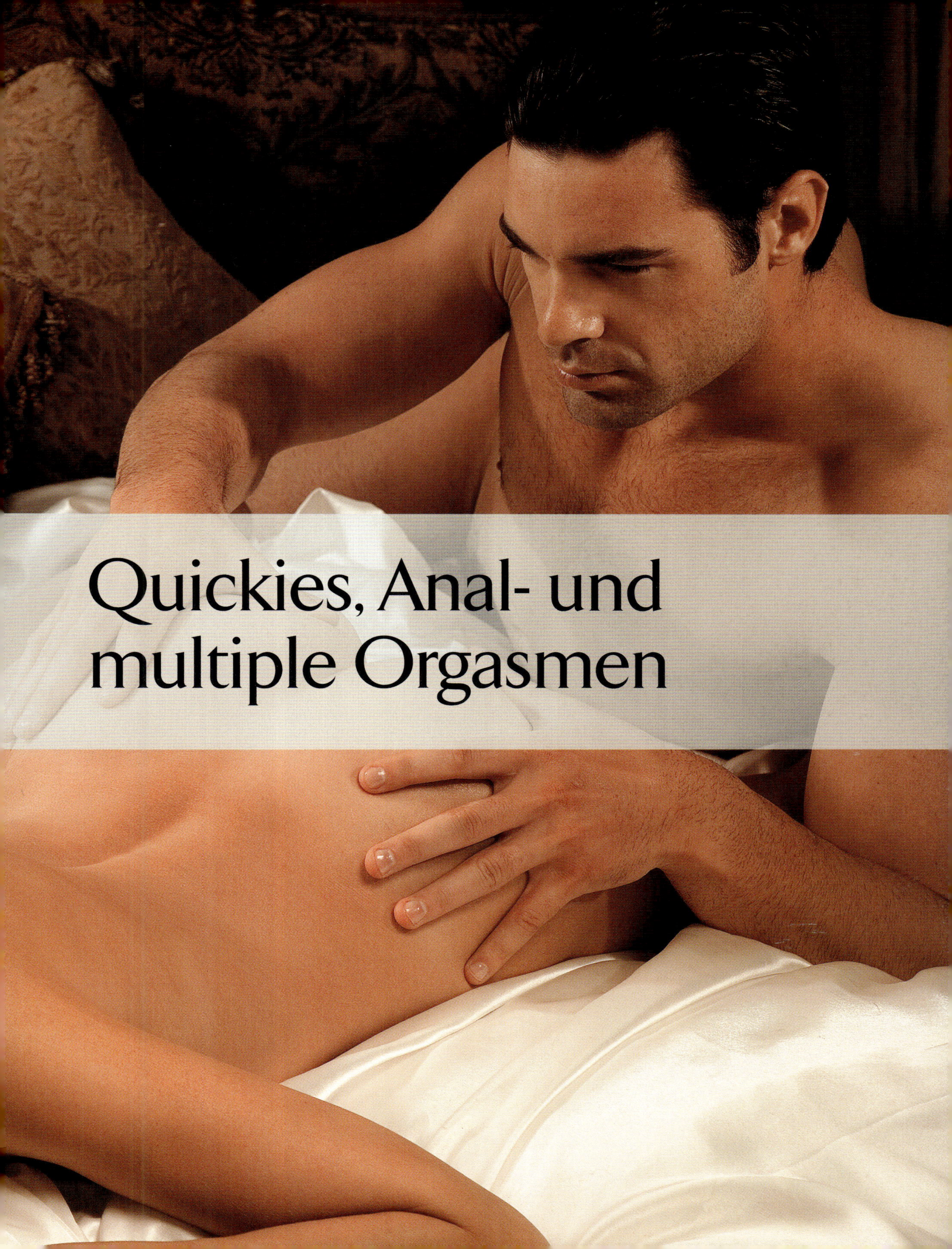

Quickies, Anal- und multiple Orgasmen

Jetzt ist es an der Zeit, sich von einigen Orgasmus-Vorurteilen zu verabschieden.

- Glauben Sie, dass Quickies etwas sind, was die Frau dem Mann zuliebe macht – weil sie nicht kommt, aber er schon?
- Glauben Sie, dass Analorgasmen ein Mythos sind, verbreitet von Ehemännern, die analen Sex wollen?
- Glauben Sie, dass multiple Orgasmen ein Produkt der Einbildungskraft von Sexjournalisten ist?

Alle diese und mehr Fragen werden in diesem Kapitel beantwortet werden.

„Warum schneller Sex? Weil es vielleicht Ihr Sexleben retten kann."

—**Tracey Cox**, Britische Sexpertin, *Quickies*

ECHT GESAGT

Was war der öffentlichste Platz, an dem Sie Sex hatten?

„Auf den Stufen des Lincoln Memorial in Washington, D.C. Mein Liebster war beim Außenministerium; wir sind aus dem Dienstwagen gestiegen und um die Ecke gegangen. Der Fahrer hat den Wagen geparkt und gewartet. Mein Lover hat sich auf die Treppe gesetzt und mich auf den Schoß genommen. Eins hat zum andern geführt. Und ich hatte kein Höschen an."

—Susannah, 45

„Im Swimmingpool eines Holiday Inn bei St. Louis. Ich war dort auf einer Hochzeit; die Party fand im Hotel statt. Der Empfang zog sich gerade hin, als mich eine der Brautjungfern bei der Hand nahm und einen Spaziergang vorschlug. Wir sahen den leeren Pool, zogen uns aus, sprangen hinein und fickten wie die Wasserkarnickel. Später erfuhr ich, dass sie was mit dem Bräutigam hatte."

—Joe, 32

„Ich hatte einen späten Lunch in einem schicken Restaurant in Soho [New York City], zwei Tage vor Weihnachten. Mein Flug zur Westküste war wegen eines Schneesturms gestrichen worden. Er war ein Jude, der gerade in Scheidung lebte. Wir waren also beide allein und wurden nirgends erwartet. Wir tranken eine Menge Wein. Das Restaurant war leer. Wir küssten und begrapschten uns ... und dann überkam mich die Lust, ihm einen zu blasen. Unter dem Tisch. Danach hat er mich versorgt. Wir haben 200 % Trinkgeld dagelassen."

—Ingrid, 40

Wie ein Quickie auch für sie funktioniert

Die Zeit für ein ausgedehntes Vorspiel und lange, dem weiblichen Orgasmus zuträgliche Liebeständeleien, ist nicht immer vorhanden; zumal bei modernen, berufstätigen Paaren mit Kindern. Sie verlegen ihren Sextermin auf Samstagnacht. Vielleicht vermeiden sie es sogar, einander im Bett zu berühren, weil sie nichts anfangen wollen, für dessen Beendigung keiner die Zeit oder die Kraft hat. Das Wochenende kommt, einer ist verkühlt, die Schwiegereltern kommen zu Besuch, soziale Verpflichtungen sind zu erfüllen. Schnell wird die Sexvermeidung zur Gewohnheit. Bevor sie wissen, wie ihnen geschieht, sind sie eines dieser Paare geworden, die sich an ihren letzten Sex nicht mehr erinnern können.

Sofern Sie nicht über den Luxus von freier Zeit an jedem Tag der Woche verfügen, müssen Sie die Kunst des Quickies erlernen. Sex fördert Sex – je mehr Sie haben, desto mehr wollen Sie. Je weniger Sie haben – nun, dorthin wollen Sie doch nicht, oder?

Quickie-Mythen

Behalten Sie die folgenden Mythen im Hinterkopf; denken Sie daran: das Folgende ist *nicht* wahr.

- Frauen können bei einem Quickie nicht kommen.
- Wenn Sie einem Mann einen Quickie „gestatten", wird er es nicht mehr anders wollen.
- Nur frisch verliebte Paare haben das nötige leidenschaftliche Verlangen für einen Quickie.
- Es ist vorbei, bevor sie auch nur die Chance hatte, feucht zu werden.
- Quickie ist nur eine andere Bezeichnung für „Sex mit vorzeitiger Ejakulation".

„Frauen mit starken PC-Muskeln haben nicht nur mehr Spaß am Sex und häufiger Orgasmen – sie kommen auch weit eher bei einem Quickie zum Orgasmus."

–Dr. Hilda Hutcherson, Autorin und Kolumnistin des Magazins *Glamour*

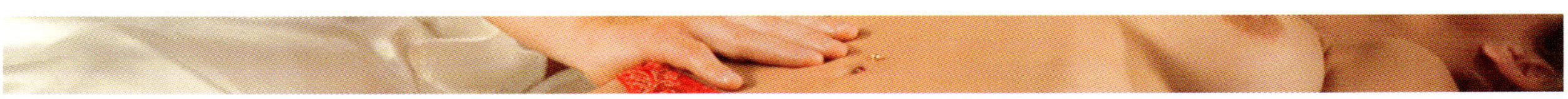

Das 1x1 des Quickies

Sie wünschen sich Quickie-Erfüllung für beide? Hier einige Tipps:

Denken Sie Sex: Sicher kann die Lust Sie überraschen. Die Leidenschaft überwältigt Sie. Sie schmelzen bei seinem Anblick. Sie bekommen einen Ständer, wenn sie ihre Bluse öffnet. Aber wenn Sie nicht darauf warten können, dass das Verlangen nach Ihnen greift wie ein Pirat nach der Beute, dann stärken Sie Ihre sexuellen Gedanken und Fantasien, besonders kurz bevor Sie Zeit für einen Quickie haben. Bringen Sie den Sex in Ihren Kopf. Tun Sie so, als wären Sie und Ihr Liebhaber in einem leeren Konferenzraum und jede Sekunde kostbar.

Körper-Vorbereitung: Verwenden Sie Gleitmittel wie Liquid Silk oder den neuen KY Vaginal-Befeuchter, die Sie schon kurz zuvor auftragen können. Mit einem Pocket Rocket kann sie sich vorab anregen – in weniger als 2 Minuten ist sie bereit. Und tragen Sie immer Dessous, die sich beiseite schieben lassen. Keine Strumpfhose!

„Wissen Sie, was ich an einem Quickie mag? Selbst wenn Sie in einer Beziehung sind, geht es nicht um die Beziehung."

–Parker Posey, Filmschauspielerin

Definieren Sie Sex neu: „Sex" muss nicht Geschlechtsverkehr sein. Ein Quickie kann Oralsex auf der Rückbank des Wagens in der Garage sein, während die Kinder im Haus *Die kleine Meerjungfrau* schauen. Das Vorspiel können Sie auslassen. Wirklich. Wenn sie feucht und auf Touren und er steif ist, sind Sie auf Go. Sex im Stehen, auf seinem Schoß in einem Sessel oder in einer Stellung, die sich nicht lange durchhalten lässt, fügt die gewisse Prise Dringlichkeit hinzu.

Berühren Sie ihre Klitoris: Ob per Hand oder Fingervibrator – lassen Sie die Klitorisstimulation nicht aus.

Riskieren Sie: Machen Sie's um Mitternacht im Hinterhof, auf der Toilette Ihres Stammlokals, in der Gartenlaube Ihrer Mutter – alles eignet sich für einen Quickie, zumal Sie sich nicht vollständig ausziehen. Das Risiko, gesehen zu werden, macht alles noch aufregender.

TIPP

Seien Sie bei einem Quickie nicht bedrängend. Genießen Sie die lustvolle, dramatische Erfahrung, die sich Ihnen bietet. Ein Orgasmus wird höchstwahrscheinlich Teil dieser Erfahrung sein, wenn Sie die Orgasmus-Schleife einsetzen (siehe Kapitel 11). Sollte es nicht so weit kommen, masturbieren Sie, nachdem er gegangen (oder eingeschlafen) ist. Lassen Sie den Quickie das eine Sex-Event Ihres Lebens „ohne Erwartungen" sein.

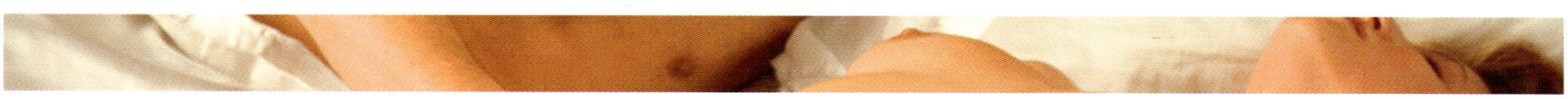

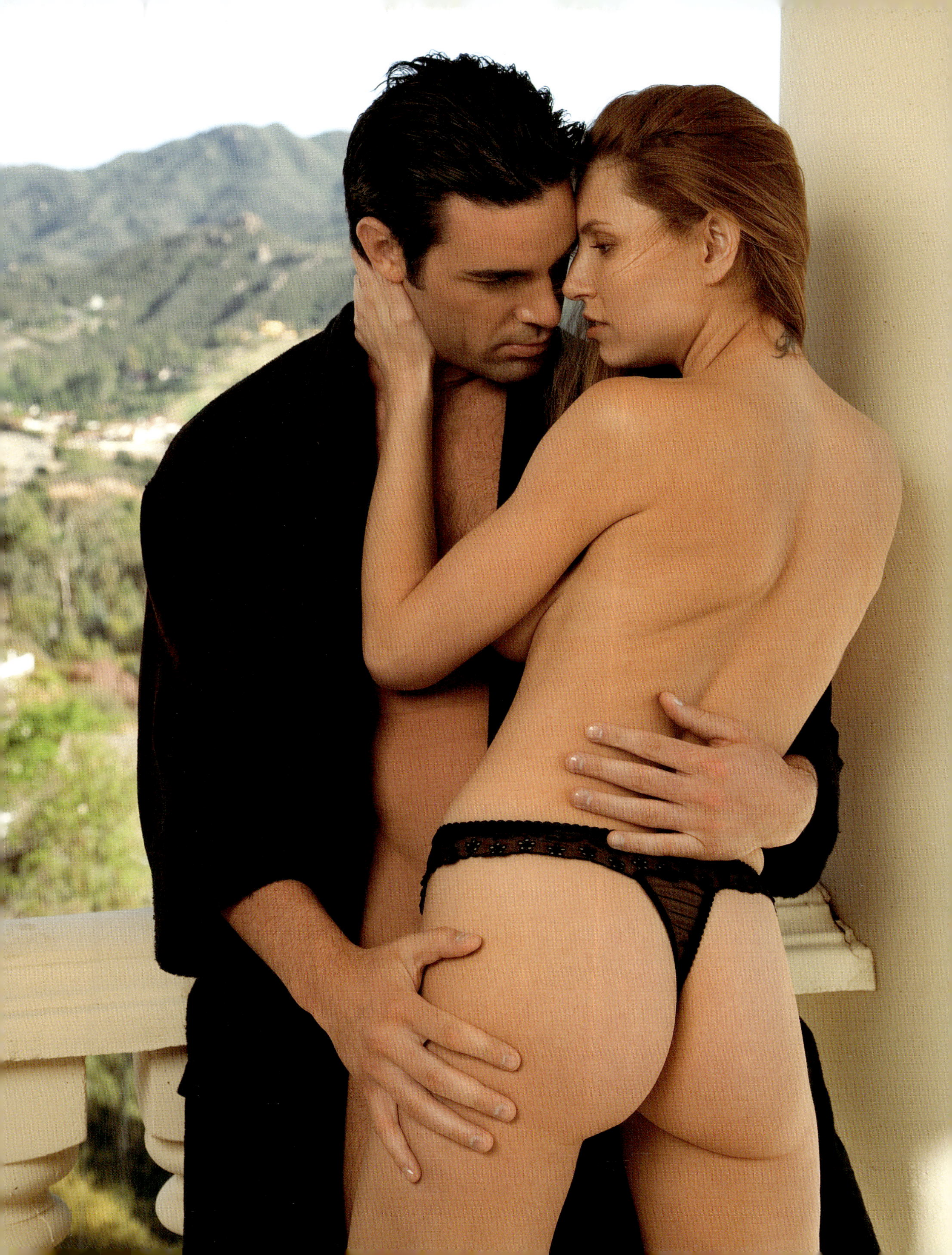

Analverkehr

Anal? Echt? Echt. Der anale Orgasmus ist nicht bloß eine Theorie, die von Männern propagiert wird, die ihre Frauen zu Analverkehr bringen wollen. Der Anus ist bei beiden Geschlechtern reich an Nervenenden. Er lässt sich mit Genuss stimulieren.

Packen Sie Spielzeug, Finger und Zungen aus und finden Sie heraus, ob Ihnen Analspiele gefallen, bevor Sie es mit Analverkehr versuchen.

Analmassage

- Massieren Sie kräftig Ihre Hinterbacken. Setzen Sie dann leichte, lustvolle Striche und sanfte Kniffe entlang der Falte zwischen den Backen ein.

- Spreizen Sie die Backen leicht auseinander und massieren Sie die innersten Backenpartien, etwas sanfter als die äußeren.

- Nähern Sie sich mit den reizvollen Falten-Strichen ihrem Anus. Umkreisen Sie vorsichtig den Anus mit einem gut geschmierten Finger.

- Massieren Sie nun wieder ihr Gesäß mit langen Strichen, vom Steißbein bis zum Perineum.

- Massieren Sie ihr Perineum mit dem Daumen oder einer Fingerkuppe; üben Sie leichten Druck aus.

- Stecken Sie ihr den Finger in den Anus und kreisen Sie sachte im Inneren der Öffnung. Fügen Sie nun einen zweiten Finger hinzu. Lassen Sie die Finger hinein- und hinausgleiten, als hätten Sie Verkehr. (All dies kann sie auch für ihn machen.)

ECHT GESAGT

Kommen Sie bei Analsex?

„Sicher, sonst würde ich's nicht machen! Da ist diese ganze Vorbereitung, das anfängliche Unbehagen . . . hätte ich keine Wahnsinns-Orgasmen, würde ich das nicht wollen. Aber ich habe sie."

—Cheryl, 26

„Bisher noch nicht, ich bin in Sachen Analverkehr aber auch noch ein ziemlicher Neuling. Ich mache es ab und an meinem Typen zuliebe. Das erste Mal hab ich es gehasst, aber es wird besser. Ich werde geil dabei, aber den Orgasmus bekomme ich vom Cunnilingus, einmal davor und einmal danach."

—Amanda, 24

„Schon, ich weiß aber nicht, ob ich auf die Art kommen würde, wenn ich nicht zugleich mit meiner Klitoris spielen würde. Streng nach Definition sind wohl alle meine Orgasmen klitoral. Aber in Verbindung mit Analsex und manchmal Verkehr fühlen sie sich anders, irgendwie größer an."

—Savannah, 40

Analspielzeug

Probieren Sie es einmal mit folgenden Spielzeugen:

- **Anal-Kugeln:** Die aneinandergereihten Kugeln aus Gummi, Silikon oder Plastik sehen aus wie die poppigen Halsketten, die Sie als Kind hatten. Am Ende der Kugelkette ist ein großer, kreisrunder Griff. Man führt die (gut geschmierten) Kugeln ein und zieht sie dann eine nach der anderen wieder heraus – für den Oh-la-la-Effekt. Flexi Felix ist ein qualitativ hochwertiges Silikonprodukt; es weist keinerlei Raustellen auf und ist leichter zu reinigen als die Billigversionen.

- **Anal-Plugs:** Die in unterschiedlichen Größen und auch Formen erhältlichen Anal- oder Butt-Plugs (Stöpsel) haben eine flache, breite Basis, damit Sie sich nicht sorgen müssen, die Dinger könnten da drinnen verloren gehen. Wenn Sie sie beim Masturbieren verwenden, wird Ihnen bewusst werden, dass Ihre Schließmuskeln sich beim Orgasmus wirklich anspannen – weil dieses Gefühl durch den Plug verstärkt wird. Für Analsex sind die Plugs der ideale Türöffner. Manche Frauen verwenden Anal-Plugs beim Verkehr, weil sie so ein köstliches Gefühl der Doppelpenetration erleben und ihre Orgasmen intensiver werden. Verwenden Sie reichlich Gleitgel. (Und wenn er Ihnen einen Anal-Plug einführen will, fragen Sie ihn doch, ob er auch einen möchte!)

- **Anal-Vibratoren oder Aufsätze:** Anal-Vibratoren sind ihrem Zweck entsprechend speziell geformt. Sie sind kleiner (kürzer und dünner) als andere Vibratoren.

Zu den Sexspielen vor dem Analverkehr sollte alles gehören, was Ihnen gefällt – Cunnilingus, vielleicht sogar bis zum Orgasmus, manuelle Klitoris-Stimulation, viel küssen und zärteln und natürlich anale Spiele.

Analverkehr

Sorgen Sie vorab für die nötige Ausrüstung:

- Ein gutes Gleitmittel wie z. B. Astroglide (keine Duftöle, Lotionen oder Vaseline)

- Ein Analkondom, um Bakterien von seiner Harnröhre fernzuhalten

Schritt 1: In Stellung gehen

Für die meisten Frauen und Männer, insbesondere Anfänger, ist die klassische A-tergo-Stellung, bei der sie die Brust flach am Bett und den Po erhoben hat, am einfachsten. Es gibt aber auch andere Möglichkeiten.

Zum Beispiel könnten Sie diese mal versuchen:

- Liegen Sie auf dem Rücken mit hochgereckten Beinen oder mit den Fesseln auf seinen Schultern, während er zwischen Ihren Beinen kniet.

- Sie können sich auch in der Reitstellung auf ihn niederlassen, während er auf dem Rücken liegt.

- Lassen Sie sich in der Sitzstellung auf ihn herab.

- Recken Sie in der Flanquette Ihren Hintern seinem Penis entgegen.

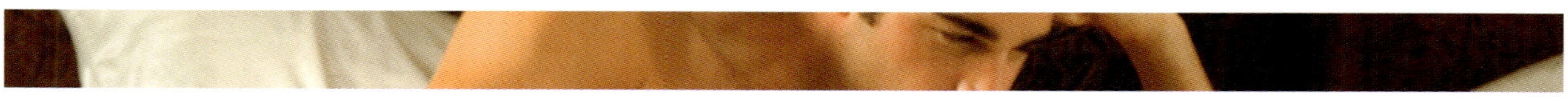

Schritt 2: Gut schmieren

Mit Bewegungen, die Ihnen behagen, schmiert er Ihren Anus und Ihr Rektum großzügig mit Gleitmittel ein.

Schritt 3: Langsam beginnen

Wenn er seine Eichel gegen Ihren Anus presst, entspannen Sie Ihren Schließmuskel. Drängen Sie sich mit Ihrer Muskelbewegung seinem Eindringen entgegen. Er sollte die Penetration nicht erzwingen; vielmehr sollten eher Sie sich über seine Eichel stülpen, bis er die Schließmuskel-Barriere überwunden hat.

Schritt 4: Erste Stöße

Langsam und vorsichtig beginnt er zu stoßen, wobei er sich Ihrer Führung anvertraut. Sie kontrollieren Tiefe und Geschwindigkeit der Penetration.

Schritt 5: Klit-Stimulation

Während er stößt, stimulieren Sie (oder er, jedoch nur, wenn seine Finger sauber sind) Ihre Klitoris.

Danach darf er, bevor er das Kondom entfernt und sich die Hände mit Seife gewaschen hat, weder seinen Penis noch seine Finger in Ihre Vagina stecken. Ich will hier nicht den Hygienefreak raushängen, aber Sie riskieren beide eine Infektion des Harntrakts, wenn die Reinlichkeitsregeln nicht penibel befolgt werden. Kein Vaginalsex nach dem Analsex, bis er sich gesäubert hat.

Bedenken Sie: Pornos sollen erregen, es sind keine Anleitungen. Kümmern Sie sich also nicht darum, dass Pornodarsteller in und aus Öffnungen gleiten, ohne sich die Zeit für eine Reinigung zu nehmen (und ohne Fäzes-Spuren auf ihren Penissen zu haben). Das ist nicht das wirkliche Leben.

Multiple Orgasmen

Theoretisch ist jede Frau zu multiplen Orgasmen in der Lage, weil Frauen anders als Männer nach einem Höhepunkt keine Refraktärphase (Erholungsphase, während der nicht auf Stimulation reagiert wird) durchlaufen. Aber wie viele Frauen berichten tatsächlich von multiplen Orgasmen? Bei den meisten Umfragen und Studien sind es 10 % oder weniger.

Typen multipler Orgasmen

Es gibt vier Typen von multiplen Orgasmen:

- **Mehrere Einzelorgasmen:** Jeder Orgasmus ist vom anderen deutlich getrennt, zwischen den Höhepunkten ist die Erregungskurve substanziell abgeflacht.
- **Sequenzielle Orgasmen:** Die Orgasmen liegen relativ nahe beieinander – zwischen 2 und 10 Minuten –, die sexuelle Stimulation wird nur wenig unterbrochen und der Grad an Erregung sinkt nur wenig ab.
- **Serielle Orgasmen:** Die Orgasmen liegen nur Sekunden oder höchstens 1 bis 3 Minuten auseinander, Stimulation und Erregung sind praktisch kontinuierlich.
- **Gemischte Orgasmen:** Eine Mischung aus den oben genannten Typen. Multiorgasmische Frauen erleben bei einer ausgedehnten Sexsession sehr häufig mehr als einen Typ von multiplem Orgasmus.

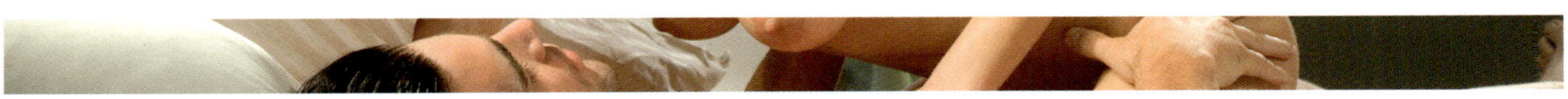

Mehr Multiple

Was können Sie tun, um multiple Orgasmen zu fördern? Hier einige Tipps:

- **Warmstart:** Fantasieren Sie über die sexuelle Begegnung, bevor sie stattfindet. Masturbieren Sie, aber nicht bis zum Orgasmus. Schwelgen Sie in Sinnlichkeit – Kerzen, Musik, Düfte, Dessous. Nehmen Sie sich für die Liebe mehr Zeit als sonst.

- **Fokus:** Um multiple Orgasmen erleben zu können, müssen Sie vollkommen auf Ihr Genusserleben konzentriert sein. Wenn Sie zu sehr auf ihn achten – auch um ihn zu erfreuen – wird es nicht gelingen. Sie werden wahrscheinlich auch keine multiplen Orgasmen erleben, wenn Sie müde, gestresst oder verärgert sind, womöglich noch über Ihren Lover. Die geistige Haltung entscheidet. Schließen Sie störende Gedanken aus. (Siehe Kapitel 11 für Anweisungen dazu.)

- **Do it yourself:** Eine Frau, die multiple Orgasmen erlebt, hat kein Problem damit, sich beim Sex selbst zusätzlich klitoral zu stimulieren.

Wie kann ich helfen?

Sofern Sie sich nicht in Eigenregie zu multiplen Orgasmen verhelfen, wird es einer gemeinsamen Anstrengung bedürfen. Ihn wird's ganz und gar nicht stören. Die Männer bewundern die weibliche Fähigkeit, ein ums andere Mal zu kommen – und halten sich für bessere Liebhaber, wenn es ihrer Frau gelingt.

- **Reizwechsel:** Wechseln Sie beim Sex die physischen Stimuli. Die ersten ein oder zwei Orgasmen könnten Sie z. B. durch Cunnilingus oder einen Fingerjob erreichen. Wer vom Vorspiel direkt zum Verkehr übergeht, wird kaum je eine Frau beim mehrfachen Höhenflug erleben.

- **Hände verwenden:** Berühren Sie Ihre Klitoris. Wenn sie sie nicht streichelt, sollten das wahrscheinlich Sie tun. Lassen Sie ihre Klitoris nicht zu lange unbeachtet, wenn Sie ihr helfen wollen, multiple Orgasmen zu bekommen. Wenn sie auf G-Punkt-Stimulation reagiert, stimulieren Sie mit Ihren Fingern, während Sie sie lecken.

- **Die Flamme:** Für manche Frauen das ultimative Cunnilingus-Erlebnis. Stellen Sie sich Ihre Zungenspitze als Kerzenflamme vor. Haben Sie die flackernde Flamme vor Ihrem geistigen Auge. Bewegen Sie Ihre Zunge rasch um die Klitoris.

> *„Multiple Orgasmen! Jede orgasmusfähige Frau kann sie haben. Wenige haben sie. Den meisten ist es egal."*
>
> **–Anne Thatcher**, Sextherapeutin

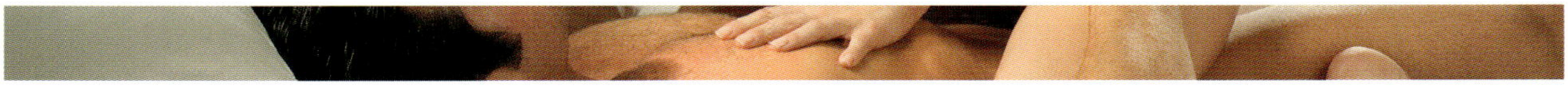

Kapitel 11

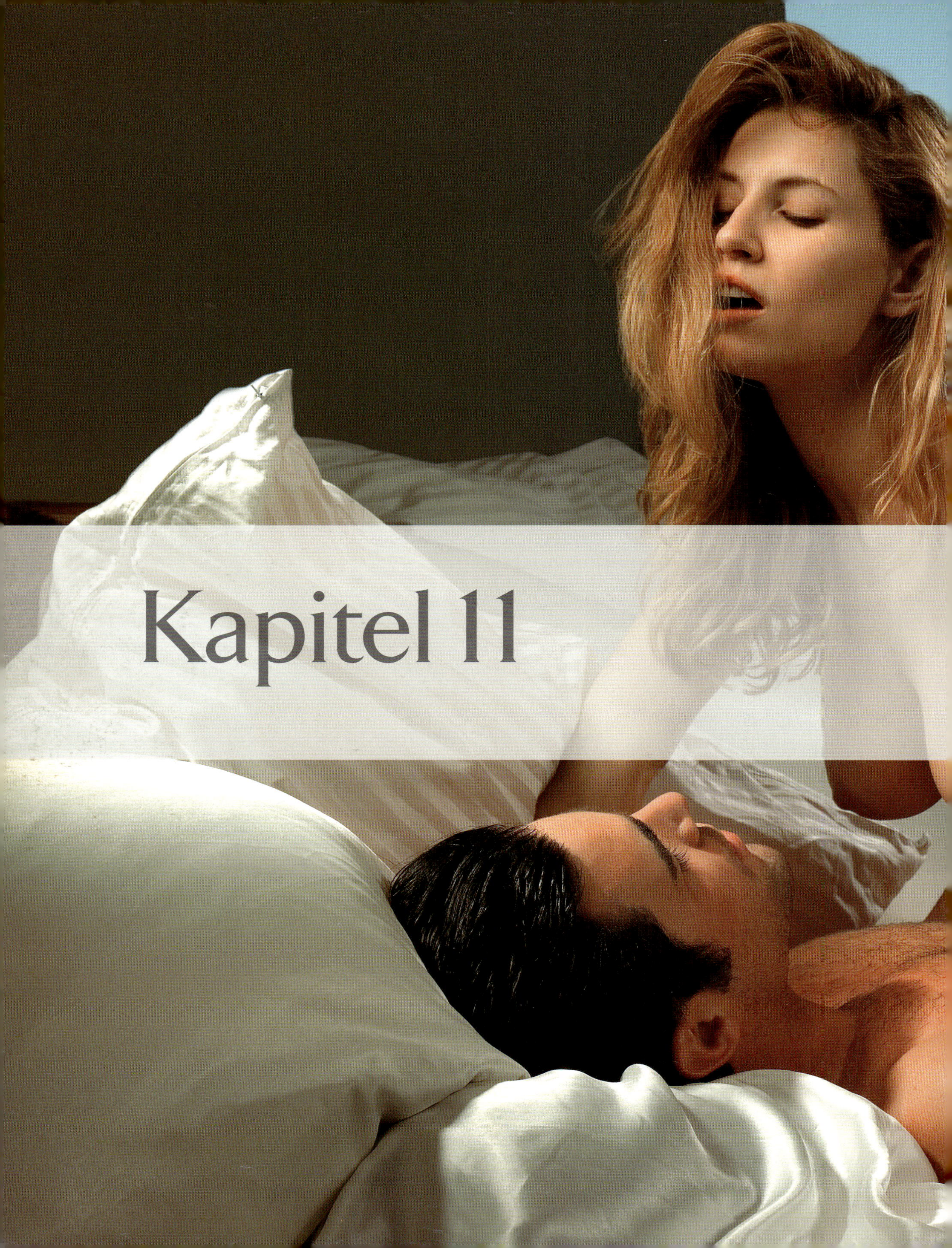

Die Orgasmus-Schleife

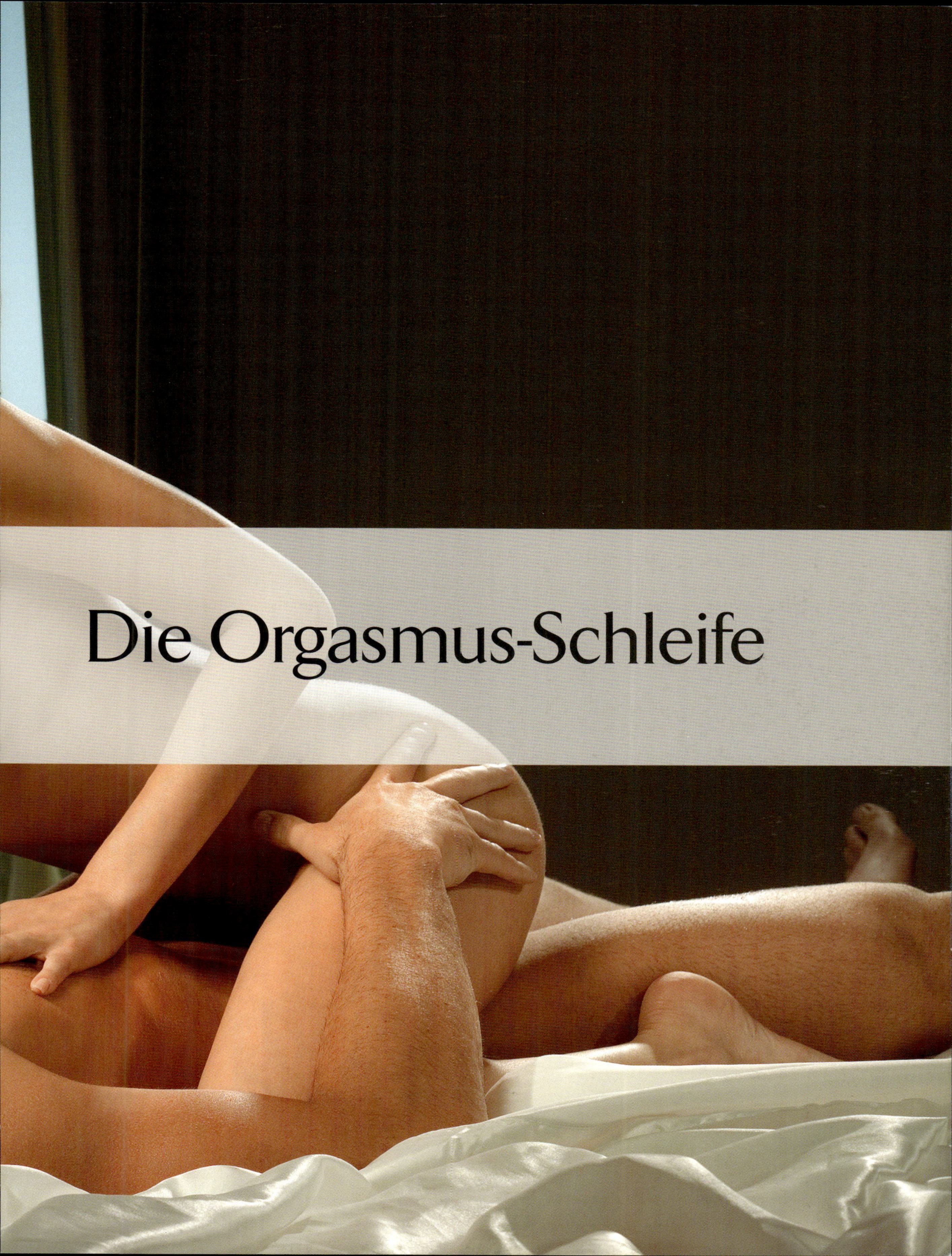

Ich habe die Orgasmus-Schleife (oder O-Schleife), eine revolutionäre psychophysische Technik, als Antwort auf die Frage erfunden, die mir von Tausenden von Frauen in den beiden letzten Jahrzehnten gestellt worden ist: „Wie kann ich beim Verkehr zum Orgasmus kommen?“

Ich bin keineswegs die Einzige, die das als das Sexproblem Nr. 1 von Frauen erkannt hat. Jeder, der sich professionell mit weiblicher Sexualität befasst, kennt diese Frage. Und wir alle wissen die einfache Antwort.

Sie würden jetzt in einem Wald leben, wären nicht so viele Bäume gefällt worden, um die Antwort auf diese Frage zu Papier zu bringen.

Vielleicht würde es folgende Formulierung besser treffen: „Warum wissen Frauen nicht, wie sie beim Verkehr kommen können?“

Diese Frage ist komplexer als es scheint. Die offenkundige Antwort – die ich auch jahrzehntelang gegeben habe – ist, sich beim Verkehr selbst zu berühren. Aber diesen Rat wollen manche Frauen nicht hören, geschweigen denn befolgen. (Was?! Und den Prinzen glauben machen, sein Zauberstab sei nicht genug?)

Ich begann also, nach einer langen Antwort für die Frauen zu suchen, die mit einer kurzen einfach nicht zufrieden sind. Als ich begann, wusste ich Folgendes: Frauen aller Altersstufen und auf allen Stufen sexueller Erfahrung haben Schwierigkeiten, mit ihren Partnern zum Orgasmus zu kommen, und manchmal allein. Zumindest einem Drittel der Frauen widerstrebt es, zu masturbieren, oder sie masturbieren, ohne sich zu berühren. (Handtücher zu reiten ist erstaunlich weit verbreitet; aber niemand schreibt über das Problem des Wundscheuerns.) Während Vibratoren immer populärer werden, wissen Frauen oft nicht, wie man sie am besten einsetzt. Und sie beklagen sich, dass sie entweder schwer erregbar sind oder ihre Erregung nicht hochhalten können, weil sie beim Sex von Sorgen wegen der Arbeit oder irgendwelcher Haushaltspflichten davon abgelenkt werden, sich ganz und gar dem Genuss hinzugeben. Das Erregungs- und das Orgasmusproblem sind miteinander verbunden.

Ich habe mich dann gefragt: „Was, wenn ich herausfände, wie alle Frauen diese wunderbaren Orgasmen haben können, die manche Frauen bei der Masturbation erreichen, und diese Erregungen auf den Sex mit Partner übertragen könnte?“ Ich begann mit der Erforschung von Techniken, mit denen sich die mentalen Straßensperren beseitigen ließen. Als ich die Studien über kognitive Feedback-Schleifen von Dr. Eileen Palace (Tulane University, Louisiana, USA) entdeckt hatte, wuss-

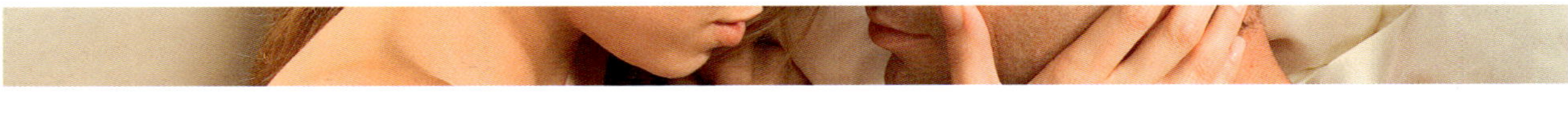

te ich, ich würde das Konzept vereinfachen, kreative Visualisierungen integrieren, einige adaptierte Tantra-Techniken hinzufügen und die Vorzüge der natürlichen Erregungsmuster der Frauen ausnützen können. Aber die Orgasmus-Schleife war damit noch immer nicht gebunden. Erst im Gespräch mit einem alten Freund der Familie in Illinois (ein Mann mit mehreren schwarzen Gürteln) erkannte ich, dass der Schlüssel zum Erfolg der O-Schleife in der Konzentration von Energie liegt, wie sie Meister der Kampfkünste praktizieren.

Das war der aufregendste Moment meines Berufslebens. Die Tests an Dutzenden Frauen erbrachten überwältigend positive Resultate. Die Orgasmus-Schleife erschließt das weibliche Erregungspotenzial und lehrt die Frauen, ihren Körper zu ihrem eigenen Orgasmus-Vorteil zu nützen.

Bei Ihren ersten Versuchen mit der Orgasmus-Schleife müssen Sie sich bewusst sein, was Sie tun. Sie werden sich mehr auf Ihren Genuss und Ihre Erregung als auf Ihren Partner konzentrieren müssen. (Er wird sich daran nicht stören. Die Ergebnisse werden sich für beide auszahlen, denn der größte Wunsch eines Mannes ist es, seiner Partnerin einen Orgasmus zu „geben".) Später wird die Technik ganz natürlich – wie hoffentlich auch Ihre Orgasmen.

TIPP

Machen Sie sich, kaum dass das Liebesspiel begonnen hat, Sorgen um Ihren Orgasmus? Komme ich – oder komme ich nicht? So wird's garantiert ein Flop. Die Orgasmus-Schleife sorgt für Sex ohne Sorgen. Sie sind so auf Erregung fokussiert, dass negative Gedanken keine Chance haben.

Schritt 1. Visualisierung von Erregung vor dem Liebesspiel

Für Frauen beginnt der Sex definitiv im Kopf. Wie die meisten Frauen nehmen Sie Ihre Erregung vielleicht gar nicht wahr, weil Sie sich selbst nicht die Zeit gönnen, um an Sex zu denken. Nehmen Sie sich diese Zeit – vor dem Vorspiel. Gehen Sie wenn nötig ins Badezimmer. Schließen Sie Ihre Augen, klären Sie Ihren Geist und visualisieren Sie Erregung – als Farbe (z. B. Rot), als Orchidee oder als Szenerie wie ein Sonnenuntergang am Strand. Das Geheimnis ist, das Bild einfach, klar und beständig zu halten, sodass Sie immer, wenn es in Ihrem Geist erscheint, wissen: Ich bin erregt. Je öfter Sie das Bild aufrufen, desto mehr konditionieren Sie sich in einen Erregungszustand.

Manche Frauen, die die Technik ausprobierten, haben gefragt: „Kann ich als Erregungs-Bild ein mentales Foto meines Mannes verwenden?"

Nein! Das Bild des Mannes, den Sie lieben, könnte ganz unterschiedliche Emotionen hervorrufen – je nachdem, ob er diese Woche seinen Teil der Pflichten übernommen hat oder nicht, oder auch aufgrund einer Vielzahl anderer Faktoren. Sie müssen sich auf die Erregung als solcher, als eigenständige Kraft Ihres Willens, einlassen,

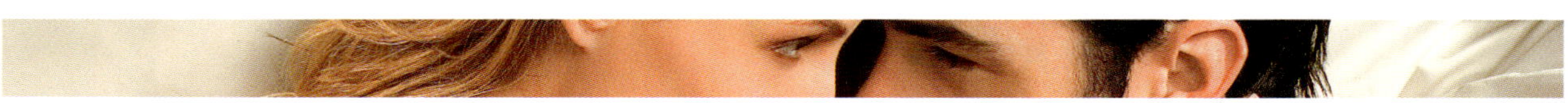

nicht auf eine komplizierte Emotion in Abhängigkeit Ihrer momentanen Empfindungen für Ihren Partner. Liebe ist komplex. Erregung ist einfach. Sie müssen Ihr eigenes sexuelles Momentum wecken, bevor Sie ihm eine gute Partnerin sein können.

Ein wichtiger Hinweis: Wenn Sie diesen Schritt (Visualisierung der Erregung) während des Vorspiels mit Ihrem Partner anwenden, halten Sie Ihre Augen geschlossen, während er sie küsst, streichelt und liebkost, und konzentrieren Sie sich ganz auf Ihr mentales Erregungsbild. Sex mit geöffneten Augen ist fantastisch – sobald Sie einmal vollends erregt sind. Aber in diesem Anfangsstadium müssen Sie sich auf Ihre eigene Erregung konzentrieren, nicht auf Ihre intensive, intime Verbindung zu Ihrem Partner.

Schritt 2. Fokussierung von Energie beim Vorspiel

Stellen Sie sich vor, alle Energie Ihres Körpers ist an zwei Orten konzentriert: zum einen ein Stückchen unterhalb des Nabels im „Inneren Chi", wie dieser Punkt in den östlichen erotischen Künsten wegen seiner Nähe zu den Genitalien genannt wird, zum anderen an der Wirbelsäulenbasis, dem Sitz der Sexualenergie im Kundalini-Yoga. Imaginieren Sie konzentrierte Energie in diesen Punkten, bis sie sich wie belebt von sexuellem Verlangen anfühlen. (So wie Sie mit Willenskraft Ihren Arm ausstrecken können, lässt sich auch Energie an einer Stelle halten.) Wenn Sie sich auf die Energie konzentrieren, wird Ihr Körper immer heißer und begehrlicher werden.

Erschaffen Sie nun einen Feuerkreis: Atmen Sie tief ein und aus und imaginieren Sie Ihren Atem als Feuer. Ziehen Sie diesen Feueratem langsam durch Mund und Nase ein. Drücken Sie ihn nach unten, bis er an der Basis Ihrer Wirbelsäule leckt, und stoßen Sie ihn dann durch Ihre Genitalien aus. Wiederholen. Atmen Sie durch Mund und Nase ein und durch Ihre Genitalien aus. Sehen Sie Ihren Atem als Feuerkreis, der Ihre Leidenschaft entfacht. Erotisches Atmen weckt die Sexualenergie.

„Die Nr. 1 unter den Sexfragen unserer Leserinnen lautet: 'Wie kann ich beim Verkehr kommen?'"

—**Kate White**, Chefredakteurin des *Cosmopolitan*

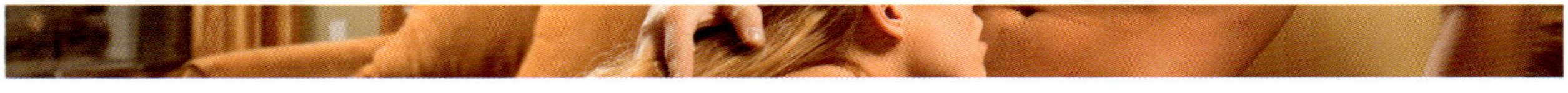

Schritt 3. Den Körper beim Verkehr bewegen

Spannen Sie Ihren PC-Muskel im Rhythmus Ihres Feueratems. Bringen Sie sich beim Verkehr in eine Lage, die die Verbindung der heißen Zonen erlaubt (Klitoris und/oder G-Punkt und Eichel), und benützen Sie Ihre Hand für Extra-Stimulation falls nötig. Die Heißzonen-Verbindung löst den Orgasmus aus, finden Sie also unter allen Umständen eine Stellung oder Haltung, in der sie geschlossen ist. Weil Sie sich so intensiv auf Erregung und sexuelle Energie konzentriert haben, sind Sie nun weit empfänglicher für sinnliche Berührungen als gewöhnlich. Sie werden rasch zum Orgasmus kommen.

Nicht stoppen

Richtig gelesen ... wenn Sie noch einen Orgasmus wollen, hören Sie nicht auf.

Lassen Sie sich nicht entspannt in den postorgasmischen Zustand fallen. Bleiben Sie in der Orgasmus-Schleife, indem Sie Ihre Augen schließen und zur Imaginierung von Erregung zurückkehren, gefolgt von der Fokussierung von Energie und dem Feueratem. Der nächste Orgasmus – und der übernächste – werden kommen.

TIPP

Können das auch Männer? Sie haben es versucht. Männern, die keine Schwierigkeiten haben, eine Erektion zu bekommen und zu halten, ist die Orgasmus-Schleife einfach nur im Weg. Aber Männer, die beim Liebesspiel abschlafften, berichteten vom erfolgreichen Einsatz der Schleife. Grundsätzlich ist die Technik für Männer dieselbe wie für Frauen: Konzentration auf ein Erregungsbild; Fokussierung von Energie in den Genitalien; Feueratem und PC-Muskel. (Ja, auch Männer haben PC-Muskeln – und sie können ihre Erektionen und Orgasmen verbessern.) Das Ziel der O-Schleife besteht in der Aufrechterhaltung der Erektion, nicht in der Ejakulation.

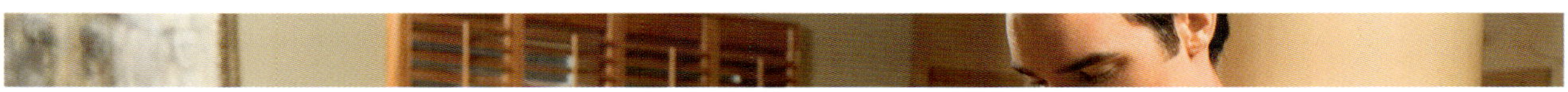

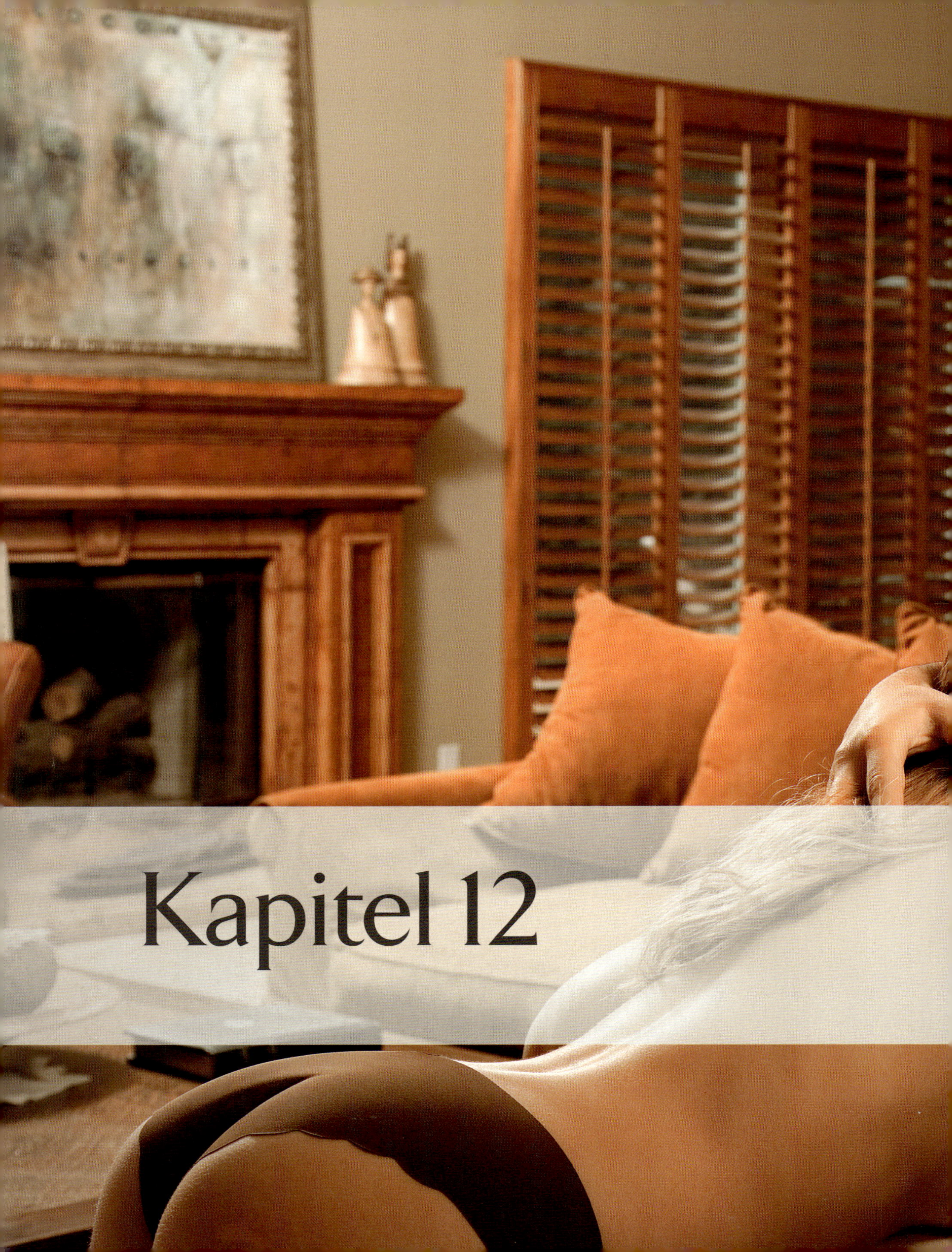

Kapitel 12

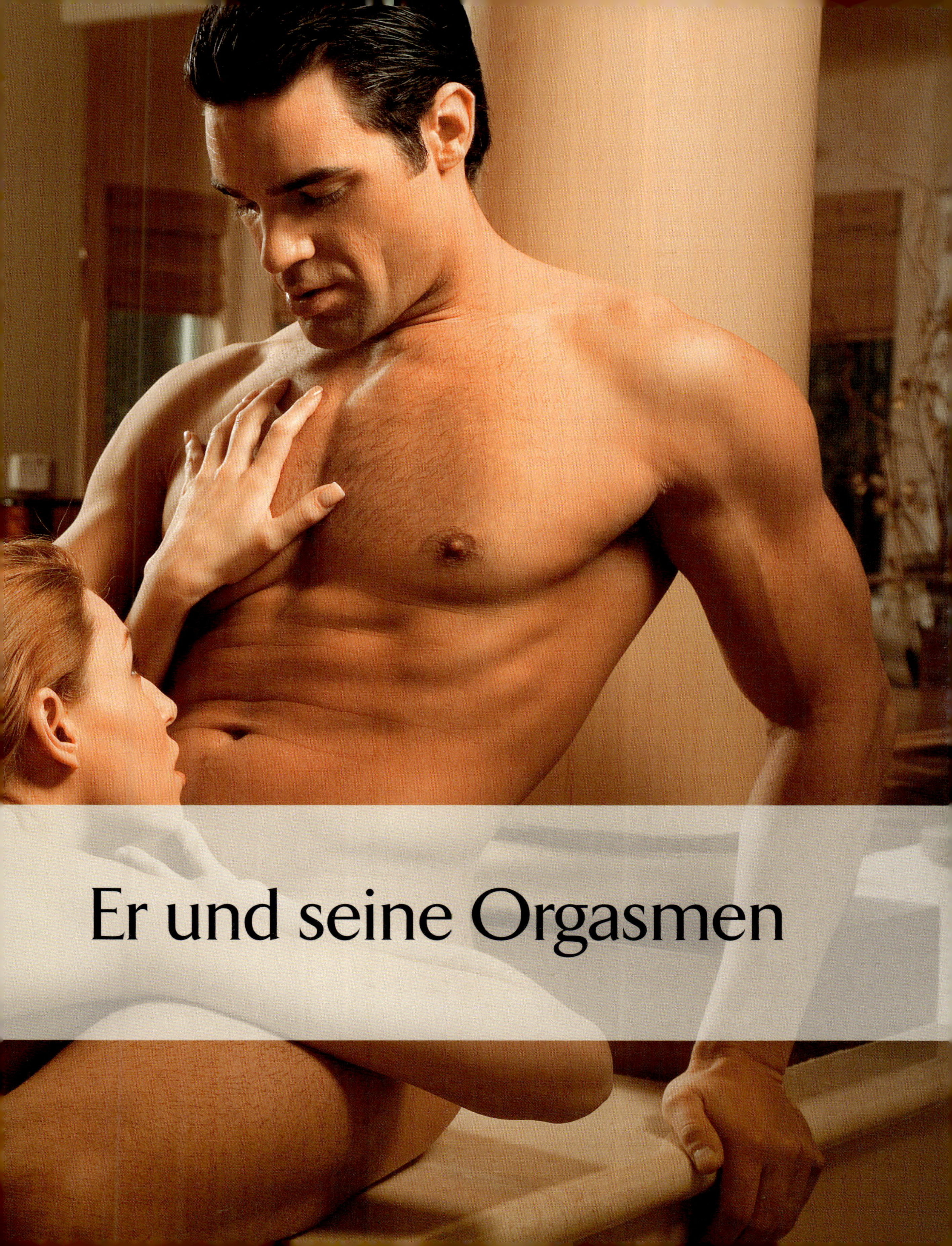

Er und seine Orgasmen

Der Orgasmus des Mannes hat weniger Aufmerksamkeit erregt als der der Frau. Im nächsten Buchladen sind vermutlich ein paar Dutzend Titel über ihren Orgasmus und vielleicht eines über seinen zu finden – welches sich wahrscheinlich damit befasst, wie er dank östlicher Erotik-Techniken kommen kann ohne zu ejakulieren. Männer haben mit Orgasmen keine Probleme, richtig? Und ein Orgasmus ist so gut wie jeder andere, stimmts? Dafür hat er andererseits kein grenzenloses Orgasmus-Potenzial wie sie, nicht wahr?

Nun, einen Orgasmus zu haben mag für ihn nicht so ein Thema wie für sie sein, aber er erlebt durchaus manche Orgasmen als „besser" als andere. Er kann lernen, mehr von diesen zu haben, wenn er will. Das Potenzial, seine gesamte sexuelle Erfahrungswelt mittels besserer Orgasmus-Techniken zu bereichern, ist vorhanden.

Wie unterscheidet sich sein Orgasmus von ihrem?

Der männliche Orgasmus wird als die Lösung der Spannung, die durch die Schwellung der Genitalien entstanden ist, durch die Kontraktion des Penis und des umliegenden Bereichs definiert; Zeitpunkt, Ablauf und Dauer sind ähnlich wie bei dem der Frau. Der große Unterschied: Sein „O" gilt als „unvermeidlich" , ihrer als „geheimnisvoll" und „problematisch".

2 Gründe machen seinen Orgasmus „unvermeidlich":

- Masturbation wird bei Männern eher akzeptiert als bei Frauen.
- Unser Referenz-Sexmodell ist Partnersex. Männern kommt es durch Reibung (Stoßbewegung) des Penis.

„Die Ejakulation ist ein kurzer Moment körperlicher Erleichterung. Ein Orgasmus ist ein überwältigendes Gefühl intensiven Genusses, das die genitalen Reaktionen transzendiert. Stark genug, um die emotionalen Barrieren eines Mannes einzureißen."

–**Dr. Marty Klein**, anerkannter Therapeut und Autor

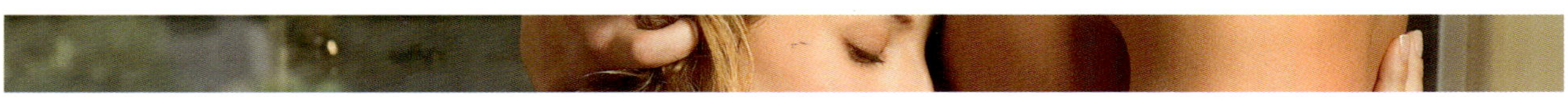

Wege zum Orgasmus

Er mag verlässlicher als seine Partnerin ans Ziel gelangen, verfügt aber über nicht so viele potenzielle Wege zur Ekstase wie sie.

Ganz allgemein kommen Männer durch Stimulation der Eichel beim Verkehr oder das Auf-Ab am Schaft bei der Masturbation zum Orgasmus. Es gibt mehr als eine Möglichkeit, einen Penis zum Klimax zu bringen.

Er kann kommen durch:

- Fellatio (siehe Kapitel 6 für Anleitungen)
- Manuelle Stimulation
- Geschlechtsverkehr
- Analspiele
- Stimulation seines Perineums (P-Zone)

Was den männlichen G-Punkt betrifft: Ja, er hat einen. Im Kapitel 4 steht, wie er zu finden ist.

Wenn ein Mann schon kommt, wenn er eine nackte Frau nur ansieht oder sie ein bisschen berührt und küsst, ist er entweder 14 (und viel zu jung für sie!) oder leidet unter vorzeitiger Ejakulation. Es ist gut, wenn eine Frau durch extragenitale Stimulation zum Klimax kommen kann, aber nicht so gut, wenn es um einen Mann geht.

Demnach gibt es drei Kategorien männlicher Orgasmen: mit oder ohne Ejakulation und multipel. Etliche Experten schätzen allerdings die Chancen für einen Orgasmus ohne Ejakulation sehr gering ein.

Multiple Männer-Orgasmen?

Ob Männer mehrfache Orgasmen haben können oder nicht, hängt weitestgehend von ihrer Fähigkeit ab, ohne Ejakulation zu kommen – so das überhaupt möglich ist. Übereinstimmend wird davon ausgegangen, dass Männer nach der Ejakulation eine Refraktärphase durchlaufen. Manche, v. a. aber nicht nur junge Männer, können bereits nach kurzer Zeit wieder steif werden und während eines Liebesspiels einen weiteren Orgasmus haben – was aber nicht der Definition eines multiplen Orgasmus entspricht. Sexologen sind sich hingegen darüber uneinig, ob mann die Orgasmus-Kontraktionen auch ohne Ejakulation erleben kann.

Der Guru der Selbsthilfebücher und Workshops über multiple Männerorgasmen ist Stan Dale, der seinen Doktor am Institut für fortgeschrittene Studien der Sexualität in San Francisco gemacht hat. Dale zufolge können Männer lernen, die Orgasmuserfahrung ohne Ejakulation zu machen. Seine Techniken dafür basieren großteils auf mentaler Kontrolle, worüber Männer unter 35 oder 40 eher nicht verfügen.

Sein wichtigster Rat: den PC-Muskel durch Kegeltraining (siehe Kapitel 1) stärken und versuchen, die Ejakulation durch Anspannen dieses Muskels und Autosuggestion („Nicht jetzt, vielleicht später, aber nicht jetzt!“) zurückzuhalten.

Ein wiederholter Einsatz der Techniken zur Verzögerung der Ejakulation, wie sie auf den folgenden Seiten beschrieben werden, ist vielleicht effektiver. Manche Männer berichten davon, tatsächlich Orgasmus-Kontraktionen ohne Ejakulation erlebt und dies durch wiederholte Verzögerungstechniken gelernt zu haben. Ist die Jagd nach dem ejakulationslosen Orgasmus die Mühe wert? Das müssen Sie selbst beurteilen.

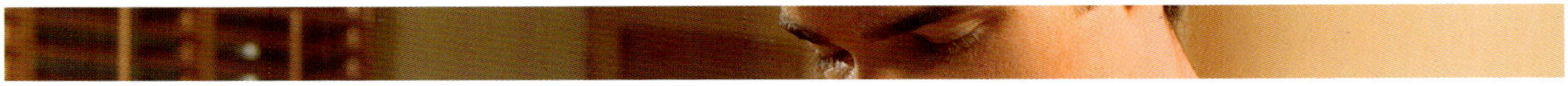

Orgasmus-Verzögerung

Die östlichen Liebeskünste zielen vordringlich darauf ab, seine Ejakulation zu verzögern und ihre Erregung zu intensivieren – um ihren Orgasmus beim Verkehr zu ermöglichen. Wie bereits gesagt wurde, kann er – und sie – dies durch klitorale Stimulation erreichen. Viele Männer wünschen sich länger anhaltende Erektionen aus anderen Gründen, z. B. um den Genuss für sich und den Partner zu verlängern.

Der Drei-Finger-Griff

Diese Technik, die in China seit 5000 Jahren praktiziert wird, ist einfach und, wie mir Männer versichern, effektiv. Lokalisieren Sie den Mittelpunkt Ihres Perineums, die empfindsame Zone zwischen dem Ansatz des Hodensacks und dem Anus. Mit den drei längsten, leicht gekrümmten Fingern Ihrer Hand drücken Sie, nicht zu fest und nicht zu hart, auf diesen Punkt, sobald der Orgasmus unvermeidlich zu werden scheint.

Der Trick besteht darin, im genau richtigen Moment den Punkt zu finden und Druck auszuüben; das braucht vielleicht etwas Übung.

ECHT GESAGT

Hatten Sie je einen männlichen G-Punkt-Orgasmus?

„‚Männlich‘ und ‚G-Punkt‘ sollten nicht in einem Atemzug genannt werden.“

–Bradley, 27

„Oh, yeah. Ich spüre es in meinem Schwanz, meinen Eiern, dem Anus – und dann strahlt es durch mein Becken und den Hintern. Es ist etwas Besonderes.“

–Ryan, 41

„Es gibt trockene Orgasmen. Fälle, in denen die Ejakulationen begleitenden Muskelkontraktionen keinen Ausstoß von Samenflüssigkeiten verursachten, sind dokumentiert.“

–Dr. Prokash Kothari, internationaler Sexologe in Mumbai, Indien

Der große Rückzug

Diese Technik erfordert einen starken PC-Muskel (siehe Kapitel 1). Wenn die Ejakulation nicht mehr aufzuhalten scheint, hörten Sie auf zu stoßen. Ziehen Sie sich bis auf 2, 3 cm Penetration zurück, aber nicht vollständig. Halten Sie den PC-Muskel angespannt und zählen Sie bis neun. (Manche Männer finden es effektiver, ihn neunmal rasch hintereinander anzuspannen. Probieren Sie beides). Stoßen Sie weiter, aber flach.

Wechsel der Stimuli

Hören Sie, sobald Sie sehr erregt sind, auf zu stoßen und verwöhnen Sie Ihre Partnerin oral oder mit den Händen. Konzentrieren Sie sich darauf, ihr Genuss zu verschaffen. Indem Verkehr und andere Formen des Liebesspiels abgewechselt werden, können die meisten Männer den Akt verlängern. In der Sextherapie wird dies mitunter als „Start-Stopp-Technik" bezeichnet.

Zählen Sie die Stöße

Diese sehr einfache, aber wir mir Männer versichern wirksame Technik basiert auf taostischen Prinzipien, bei denen es ausschließlich um das Zurückhalten der Ejakulation geht. Vollführen Sie abgezählte flache und tiefe Stöße. Beim klassischen „Neuner-Set" stößt ein Mann neunmal flach (ohne sich völlig zurückzuziehen), dann einmal tief, dann achtmal flach, zweimal tief usw.

Was zeigt seinen nahenden Orgasmus an?

Jeder Mann macht etwas ganz Bestimmtes vor jedem Orgasmus. Achten Sie auf die subtilen Signale, die anzeigen, dass er kurz vor der Ejakulation steht.

Zum Beispiel:

- Manche Männer halten den Atem an.
- Andere beginnen schwerer zu atmen.
- Er macht vielleicht ein Geräusch, ein Grunzen, ein Schrei oder einen Ausruf, oder wird vollkommen still.

Nun, da Sie diesen Moment erkennen, können Sie selbst seinen Orgasmus verstärken oder „auslösen", indem Sie:

- seinen G-Punkt durch sanften Druck mit dem Daumen oder einem Finger auf das Perineum stimulieren.
- einen gut eingeschmierten Finger in seinen Anus stecken und so seinen G-Punkt von innen stimulieren, jedoch nur, wenn er das mag.

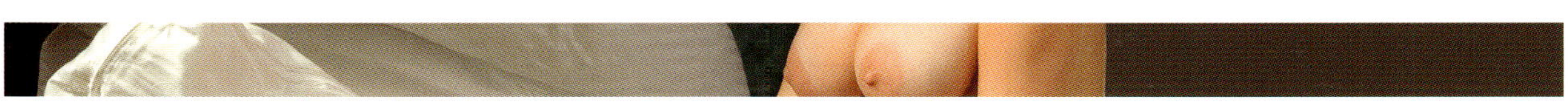

Sein Orgasmus

Fast immer liegt das Hauptaugenmerk auf ihrem Orgasmus. Wird sie einen haben? Was kann er tun, um ihr einen zu „geben"? Wie können Sexstellungen verändert werden, um ihr das Kommen zu erleichtern? Aber was ist mit ihm? Oh, ja, er kommt sowieso, kein Problem. Lassen Sie es ab und an mehr um ihn gehen.

Wenn eine Frau glaubt, alles, was sie für ihn tun kann, ist ihm einen zu blasen und am Ende zu schlucken – nicht dass daran etwas falsch wäre –, kann sie noch den einen oder anderen Trick lernen. Bringen Sie ihn zum Schnaufen, bringen Sie ihn zum Keuchen, machen Sie ihn – dankbar.

Ein einfacher Trick bei Männern, die es beim Vorspiel mögen, wenn man ihre Nippel kneift, verdreht oder beißt, besteht darin, das im Moment des Orgasmus zu machen. Ein anderes einfaches, aber effektives Manöver: pausieren. Wenn er oben ist, packen Sie beim Orgasmus seine Hinterbacken. Setzen Sie Ihre PC-Muskeln ein, um ihn noch tiefer in sich hineinzuziehen, und sehen Sie ihm in die Augen.

Hüften-Rock 'n' Roll, Version 1: Mann oben

Wenn er oben und kurz vor dem Orgasmus ist, greifen Sie nach seinen Hüftknochen oder Hinterbacken und wiegen Sie ihn, hin und her oder vor und zurück. Wenn Sie seine Beckenbewegungen kontrollieren, kontrollieren Sie auch den Rhythmus und die Tiefe seiner Stöße. Er mag oben sein, aber Sie haben das Sagen. Für ihn wirkt das so, als würden Sie ihm den Orgasmus auf eine sehr explosive Weise entreißen.

ECHT GESAGT

Kommen Sie auf ihren Körper? Er auf Ihren?

„Ab und zu macht er das. Beim ersten Mal war es meine Idee. Ich sagte: „Ich will, dass du auf mein Gesicht kommst", und er war angenehm überrascht. Ich habe Pornostar gespielt und etwas von seinem Samen mit dem Mund erwischt und von meinen Lippen geleckt. Es ist sexy. Ich kann nicht erklären warum, aber so ist es."

—Chantelle, 36

„Ich habe auf die Brüste meiner Frau abgespritzt. Aufs Gesicht lehnt sie ab. Vielleicht, irgendwann ... Es ist geil, mir selber zuzusehen, wie ich auf ihre Brüste komme."

—Richard, 27

„Von den Filmen hat man den Eindruck, dass es etwas entwürdigend für die Frau ist, aber ich mag es. Wenn er auf mein Gesicht ejakuliert, ist es, als machten wir etwas Schmutziges. Geil!"

—Angela, 40

„Diese eine Frau lässt das zu, ja. Sie ist die heißeste Frau, mit der ich je etwas hatte. Eine schlaue, gerissene Geschäftsfrau, eine Lady – und eine Tigerin. Sie reibt sich meinen Erguss in ihre Nippel ein."

—Cornelius, 49

Hüften-Rock 'n' Roll, Version 2: Frau oben

Wenn Sie oben sind und er kurz vor dem Orgasmus steht, legen Sie Ihre Hände um seine Hüften und ziehen Sie ihn zu sich. Verlagern Sie Ihr Gewicht auf Ihre Knie, sodass Sie ihn nicht niederdrücken. Wieder wird er sich fühlen, als würden Sie den Orgasmus regelrecht aus ihm heraussaugen.

Hüften-Rock 'n' Roll, Version 3: Fellatio

Wenn Sie etwas wirklich Spezielles für ihn tun möchten, blasen Sie ihn zum Orgasmus. Wenn er kurz vor der Ejakulation ist, packen Sie sein Becken mit beiden Händen und ziehen Sie ihn zu sich, sodass er tiefer in Ihren Mund eindringt. Und schlucken Sie.

Der Schmetterlings-Schauer

Wenn Sie diese Technik beherrschen, werden Sie sich wie eine Sexgöttin fühlen, und dabei ist es einfacher, als Sie es sich vielleicht vorstellen.

Wenn er eine sehr harte Erektion hat, bremsen Sie ihn ein und übernehmen Sie die Kontrolle über das Stoßen. Das ist einfacher, wenn Sie oben sind, lässt sich aber auch in anderen Stellungen machen. Seine Kooperation ist wichtig, denn der Schmetterlings-Schauer ist wirkungsvoller, wenn er nicht heftig stößt.

Spannen (sie ziehen ihn hinein) und entspannen (sie stoßen ihn hinaus) Sie nun Ihren PC-Muskel in einem gleichmäßigen Rhythmus, mit dem Sie den Flügelschlag eines Schmetterlings nachahmen. Lassen Sie den Schmetterling so rasch flattern, wie Sie können, wenn er sich der Ejakulation nähert.

Er wird sich fühlen, als würde sein Samen aus ihm herausgezogen werden – eine aufregende Erfahrung für beide.

Außerkörperliche Erfahrung

Von einem „Cum Shot“ in Pornofilmen spricht man, wenn der Mann vorzugsweise auf den Körper, das Gesicht oder die Brüste der Frau ejakuliert. Die Beliebtheit dieses Bildes hat Legionen von Männern dazu inspiriert, die Frage: „Kann ich in deinem Mund kommen?“ abzuändern in: „Kann ich auf dein Gesicht oder deine Brüste kommen?“ Im Film sieht das sexy aus. Und wie sieht es im wirklichen Leben aus?

Probieren Sie es aus. Sie könnten es mögen. Einem Mann beim Ejakulieren zuzusehen ist sowohl erregender als auch befriedigender, als Sie wahrscheinlich denken, wenn Sie es noch nie versucht haben.

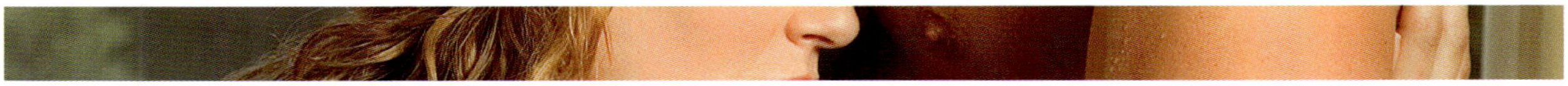

Kapitel 13

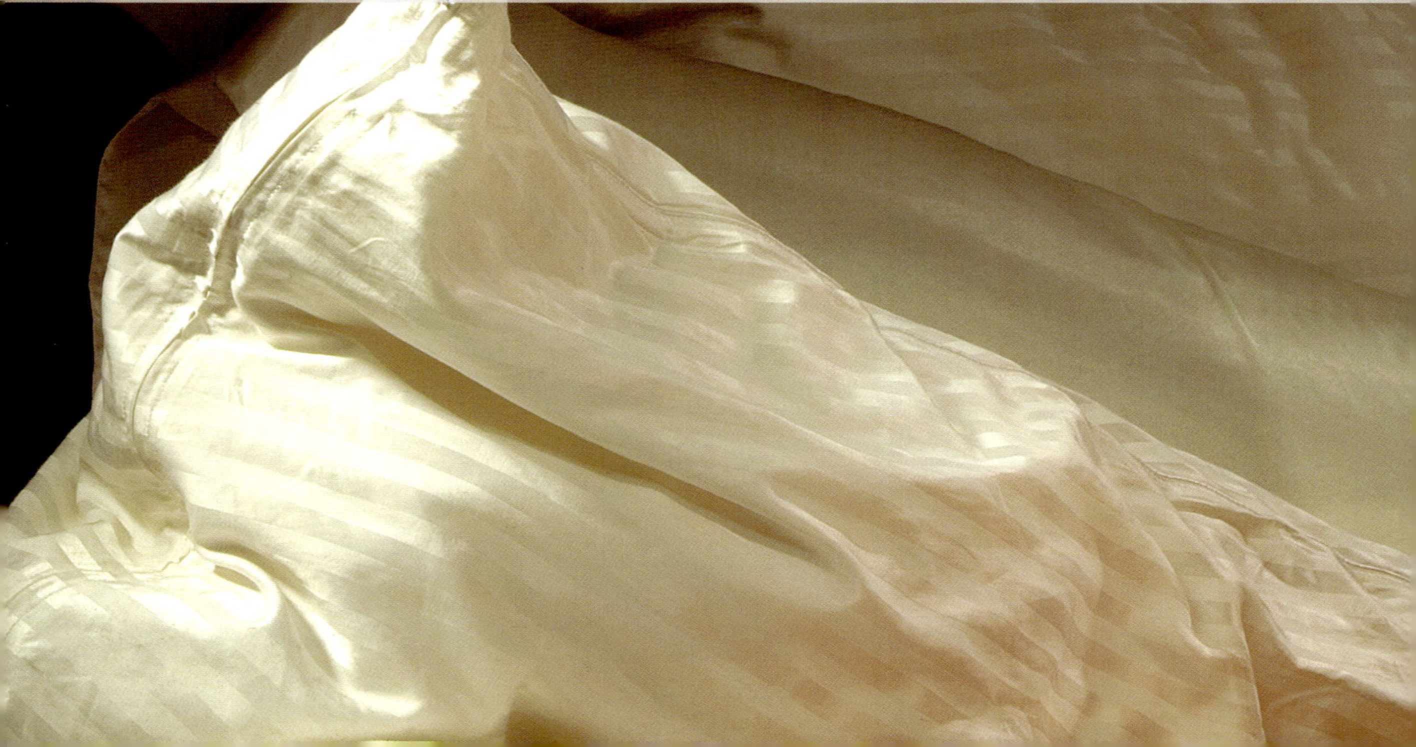

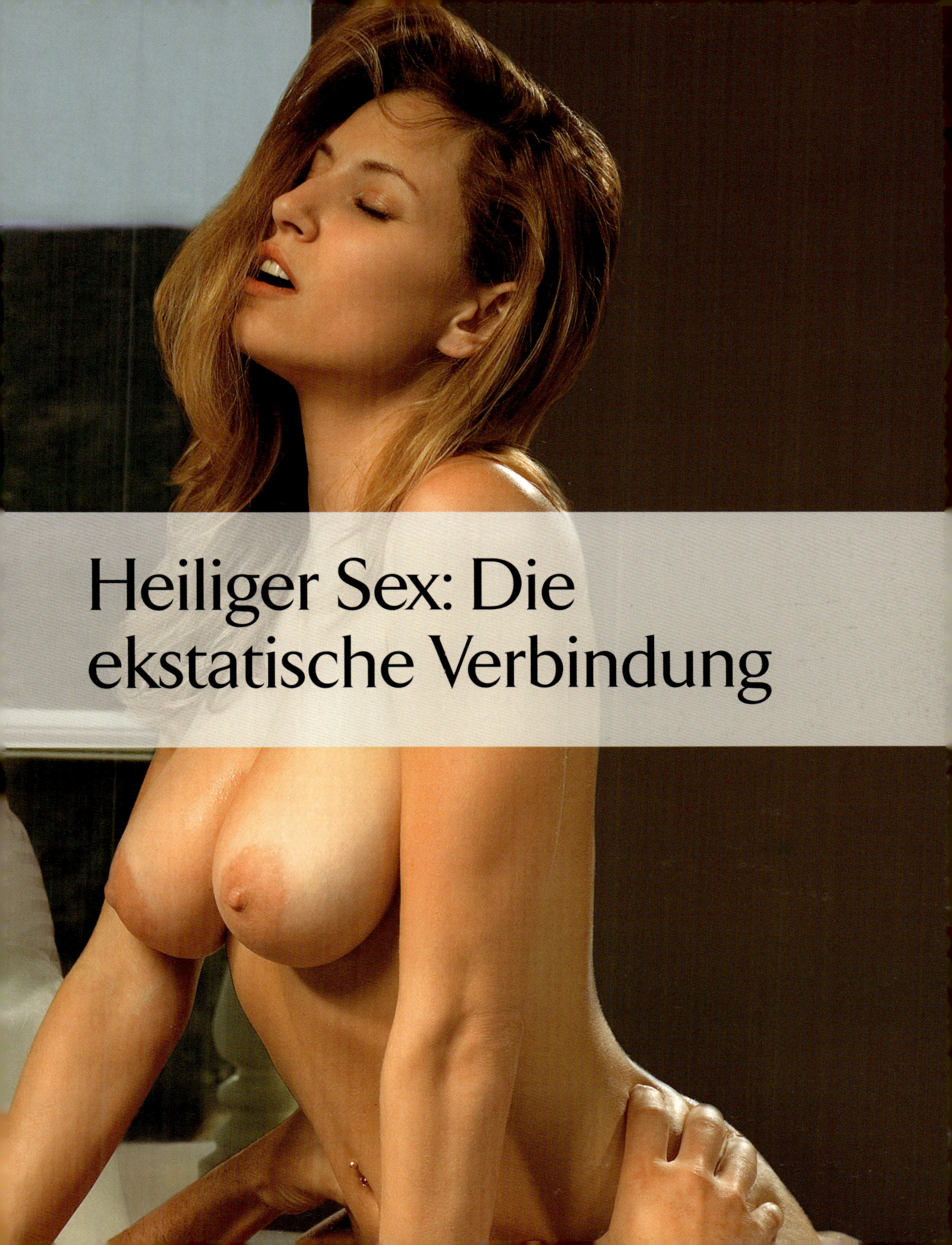

Heiliger Sex: Die ekstatische Verbindung

Wenn Sie beide bei einem Liebesakt zum Orgasmus kommen, wie auch immer das geschieht, haben Sie ein gutes Gefühl füreinander. Der natürliche Cocktail post-orgasmischer Substanzen, der durch Ihre Körper rast, lässt Sie einander mit erneuerter Zuneigung und Wertschätzung in die Augen blicken, selbst wenn Sie sich Stunden zuvor noch in den Haaren gelegen sind. (Genau das ist Intimität – und um sie zu erleben, brauchen Sie nicht über Ihre Beziehung zu sprechen.) Ein Orgasmus glättet die Wogen. Ohne guten Sex – und Orgasmen –, wie könnten da Mann und Frau zusammenleben? Oder auch nur ein paar Nächte die Woche miteinander verbringen?

Manche Paare wollen diese Orgasmus-Verbindung noch mehr intensivieren. Sie wollen gleichzeitige Orgasmen und emotional wie körperlich längere Sexakte: heiligen Sex.

Gleichzeitiger Orgasmus

Der gleichzeitige Orgasmus war das kulturelle Ideal, bevor das „Sie kommt zuerst"-Konzept aufkam. Das alte Filmplakat mit Burt Lancaster und Deborah Kerr in *Verdammt in alle Ewigkeit* hat das stets für mich symbolisiert. Glauben Sie nicht, dass unsere Mütter und Großmütter dachten, die beiden wären unter diesen Badeanzügen gleichzeitig gekommen?

Auch wenn der Simultan-O nicht mehr die große Sache von einst ist (als sie ihn zeitgerecht vorgespielt hat), hat er immer noch einige Bedeutung, speziell für jüngere Frauen in verbindlichen, monogamen Beziehungen. Und diese haben auch bessere Chancen auf Simultane als Single-Frauen mit wechselnden Liebhabern. Warum?

Die Schlüssel zu gleichzeitigen Orgasmen sind Kommunikation und Timing, und mit der Dauer der Beziehung wächst die Vertrautheit mit dem Körper und den sexuellen Reaktionen des Partners. Sie sollten sich nicht unter Erfolgsdruck setzen, aber zu versuchen, Ihre Orgasmen zu synchronisieren, kann Spaß machen, auch wenn das Timing letztlich nicht passt.

Die hier angeführten drei Techniken funktionieren vielleicht nicht alle für Sie, sind aber sicherlich einen Versuch wert.

Ausgedehntes Vorspiel

Wenn Sie vom Vorspiel (oral, manuell oder beides) bereits sehr erregt sind und kein Problem damit haben, sich beim Verkehr weiter klitoral zu stimulieren (oder stimulieren zu lassen), werden Sie vergleichsweise einfach in der Vereinigung zum Orgasmus kommen können. Mit ein wenig Planung können Sie auch einen simultanen Orgasmus erleben. Machen Sie Folgendes:

Verlängern Sie das Warm-up. Warten Sie mit der Vereinigung, bis Sie beide den Erregungsstatus „Rot" erreicht haben. Sie kennen die Zeichen: keuchen, schwitzen, gerötete Wangen, dieser Ausdruck in den Augen. Gehen Sie nicht zum Verkehr über, bevor Sie diese Signale bekommen. Kommen Sie dann ganz innig zusammen – mit offenen Augen, die Hände auf dem Rücken, dem Hintern, den Schenkeln des anderen, bereit, „schneller" oder „langsamer" anzuzeigen. Wenn einer dem Orgasmus näher als der andere ist, hört diese Person auf, sich zu bewegen und teilt das durch eine sexy Phrase („zu scharf") oder eine Berührung (sanftes Auflegen einer Hand auf die Hüfte des anderen und angedeuteter Rückzug) mit.

Einer der Schlüssel zu einem Simultanorgasmus ist, mit dem Partner durch Halten und Liebkosen in ständiger Verbindung zu bleiben.

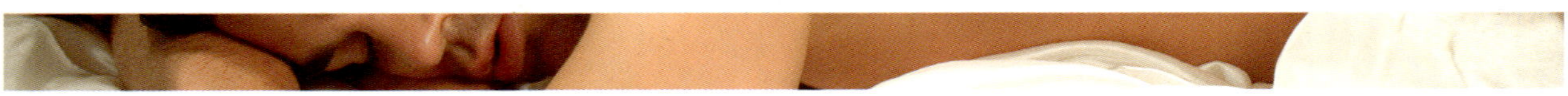

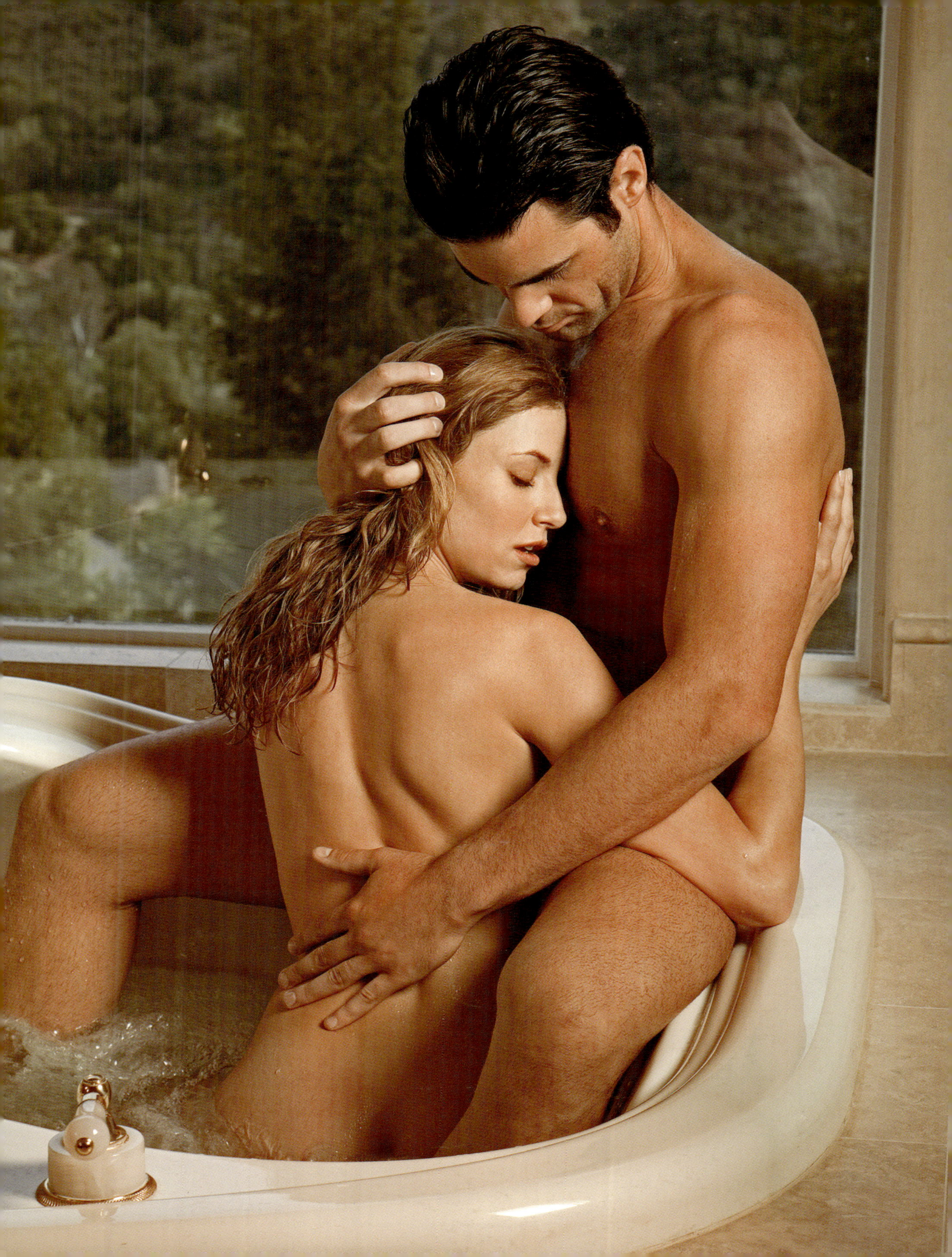

Auch wenn er sich nicht mehr bewegt, behält der beinahe zu erregte Partner die Verbindung bei und küsst, streichelt und liebkost den anderen. Blicken Sie einander in die Augen, wenn Sie sich dabei wohlfühlen, denn mit Augenkontakt beim Sex lässt sich besser abschätzen, wer sich gerade in welchem Stadium befindet. Je mehr die Pupillen erweitert sind – ein glasiger, unfokussierter Ausdruck –, desto näher ist man dem Orgasmus. Bewegen Sie sich jetzt wieder gemeinsam, um den gleichzeitgen Orgasmus Wirklichkeit werden zu lassen. (Sie sehen jetzt auch, warum nur sehr vertraute Paare das schaffen können.)

Warum funktioniert das? Der Partner, der eine kurze Unterbrechung der Stimulation benötigt, bekommt die Bremse, die er oder sie braucht, während er oder sie sich weiterhin um die Steigerung der Erregung des oder der anderen kümmert. Der weniger erregte Partner bekommt die nötige Zuwendung, um nachziehen zu können. Die Methode, dass der „Schnellere“ sich so lange dem „Langsameren“ widmet, bis wieder Synchronisation hergestellt ist, erhöht die Chancen auf einen simultanen Klimax dramatisch.

Vergessen Sie „Ladies First“

Für einen simultanen Orgasmus sollte sie auf das Vorrecht eines herbeigeleckten ersten Klimax verzichten. Hier steht, wie's geht.

Wenn er sie manuell oder oral bis fast zum Orgasmus gebracht hat, ziehen Sie sich sachte von ihm zurück, indem Sie sein Gesicht in Ihre Hände nehmen und gleichzeit Ihre Hüften zurücknehmen. Sobald Sie ihm dieses Körpersignal übermittelt haben, weiß er, dass Sie für die Vereinigung bereit sind. Er wiederum benötigt

ECHT GESAGT

Wie oft haben Sie simultane Orgasmen mit Ihrem Partner?

„So gut wie nie. Aber ich spiele es ihm häufig vor. Er liebt es, glauben zu können, ich sei noch einmal mit ihm gekommen. Es ist ein bisschen Theater, aber ich schauspielere gern, wenn ich meinen Orgasmus schon hatte.“

—Nikki, 37

„Selten – wenn wir wirklich von Anfang an im Gleichklang sind. Wenn ich sehr erregt bin, wenn wir beginnen, geschieht es eher. Es ist befriedigend, aber nicht notwendig.“

—Karen, 43

„Das weiß ich nicht. Es scheint andauernd zu passieren, aber ich vermute, dass es die Frauen meistens nur vortäuschen.“

—David, 32

vielleicht ein wenig Extra-Stimulation, um mit Ihrer Erregung gleichzuziehen. Fragen Sie ihn, ob Sie ihn mit der Hand oder dem Mund verwöhnen sollen, und geben Sie ihm genug, um ihn auf Ihr Erregungsniveau zu bringen. Nehmen Sie die Stellung „69“ ein. So bekommen Sie ausreichend Stimulation, um auf Ihrem High zu bleiben, während er sich diesem annähert. Jetzt sind Sie beide bereit!

Suchen Sie Augenkontakt, um die Erregung Ihres Gegenübers besser einschätzen zu können. Nützen Sie auch die Körpersignale, um das Timing im Griff zu behalten – z. B. einander an den Hüften zu fassen, um nach Bedarf schnellere oder langsamere Bewegungen zu forcieren.

Diese Methode funktioniert, weil Sie, wenn Sie den Verkehr stark erregt beginnen, dort sind, wo er typischerweise am Anfang ist. Er muss sich nicht zurückhalten.

Die K.A.T.-Stellung

Die Koitale Ausrichtungs-Technik (K.A.T.), eine Variante der Missionarsstellung, bei der sein ganzes Gewicht auf ihr liegt, wurde als die unfehlbare Simultan-Orgasmus-Stellung angepriesen. Der Haken? Sie ist sehr unbequem für die Frau, wenn ihr Partner größer als sie selbst ist. So wird's gemacht.

Sie liegt auf dem Rücken und er dringt in sie ein. Mit seinem Becken oberhalb von ihrem liegt er mit dem ganzen Gewicht auf ihr. (Wenn er viel größer als sie ist, wird sein Kinn auf ihrem Scheitel zu liegen kommen, weil er sein Becken so hoch schieben muss, wie es möglich ist, ohne die genitale Verbindung zu unterbrechen.) Sie legt ihre Beine um seine Schenkel, die Fesseln auf seine Waden. Die beiden bewegen ihre Becken in einem beständigen Rhythmus, ohne zu beschleunigen oder zu verlangsamen, bis sie gemeinsam kommen.

Diese Basisvariante lässt sich abändern, so dass ein Teil des Gewichts von ihr genommen und Augenkontakt möglich wird, egal wie groß Sie beide sind. Ihre Becken bleiben verbunden und Ihre Beine um seine Schenkel gelegt wie oben beschrieben, jetzt verlagert er aber sein Körpergewicht zum Großteil auf seine Arme. Eine andere Möglichkeit, die K.A.T.-Stellung zu öffnen und Gewicht von ihr zu nehmen, besteht darin, dass er nach dem Betthaupt greift und sich mit diesem Halt abstützt und seine Bewegungen kontrolliert. Oder Sie drehen die K.A.T. um, sodass sie, natürlich mit vereinigten Genitalien, flach auf ihm liegt und er die Beine um ihren Körper schlingt. In jedem Fall beschleunigen oder verlangsamen Sie diesen „beständigen Rhythmus“, sodass er Ihren Bedürfnissen entspricht.

Diese Methode funktioniert, weil Ihre Klitoris in dieser Stellung ständig so stark stimuliert wird, dass Sie alleine durch Geschlechtsverkehr kommen können. Zusätzlich bremst ihn die eingeschränkte Beweglichkeit automatisch ein, was Ihre Chancen auf Synchronität erhöht. Er bewegt sich weniger heftig und versorgt Sie gleichzeitig mit beständiger Stimulation genau am Punkt.

Heiligung des Sex

Heiliger Sex, in manchen tantrischen Zirkeln auch als sexuelle Ekstase oder „Hoher Sex“ bekannt, ist eine Art der körperlichen Vereinigung, bei der Körper und Seele eine gemeinsame, ultimative erotische Erfahrung machen sollen. Seminare und Workshops zu den Techniken für heiligen Sex waren im vergangenen Jahrzehnt ein einträgliches Geschäft. Sie können Wochenenden im Hotel inklusive Nachmittagsunterricht buchen. Buchläden widmen dem Tantra, dem 5000 Jahre alten östlichen Glaubenssystem, das die Suchen nach Ekstase und Erleuchtung vereinigte, ganze Abteilungen.

Der tantrische Dreh

Die Tantrikas verehrten den Gott Shiva und dessen Gefährtin, die Göttin Shakti, die nach ihrem Glauben das Spirituelle und das Sexuelle in sich vereinten. Zu ihren Traditionen gehörten etliche, bis dahin im Westen unbekannte Techniken. Diese Traditionen beeinflussten Menschen in anderen Kulturen, u. a. in Tibet, China und der arabischen Welt. Schließlich gelangte das Wissen auch in den Westen, ohne allerdings bis zur zweiten Hälfte des 20. Jahrhunderts größeren Einfluss auf die US-Gesellschaft zu nehmen.

Das amerikanische Liebesspiel ist zielorientiert und direkt: Eindringen, Orgasmus, gute Nacht. Beim östlichen Weg geht es um die Verlängerung des Genusses, die Ausdehnung des Orgasmus und die Ausweitung der orgasmischen Erfahrung bis zu dem Gefühl, der ganze Körper sei von sexueller Ekstase durchflutet. Es ist Quickie vs. Wochenenden-Love-In.

Die meisten von uns werden sich nicht in Tantra vertiefen. (Für interessierte Weiterleser: Die Weltautorität in Sachen Tantra ist Margot Anand; ich empfehle ihre Bücher, weil sie erhältlich, gut geschrieben und interessant sind.) Wir können aber einige Techniken übernehmen und damit unser Sexleben bereichern.

Techniken, die ihn bremsen und sie beschleunigen

Tantra ist für westliche Liebhaber vielleicht deshalb so attraktiv, weil es die beiden gebräuchlichsten Einstellungen angreift, die zusammen für unbefriedigenden Sex sorgen: Als Junge hat er gelernt, sehr schnell zu masturbieren, um nicht erwischt zu werden, während ihr eingetrichtert wurde, dass ein Orgasmus nicht annähernd so wichtig sei wie das „Gefühl der Nähe“, das beim Liebesspiel entsteht. Das sind die Grundlagen für den Scherz von den zwei Königskindern, die „zusammen nicht kommen“ konnten: „Der Prinz kam immer zuerst.“

Im Gegensatz dazu sollten die Liebenden auf dem tantrischen Pfad zur Ekstase Folgendes erleben:

- Längeres Liebesspiel
- Längeren Geschlechtsverkehr
- Intensivere Orgasmen
- Längere, ausgedehnte Orgasmen
- Den ganzen Körper durchflutende Orgasmen
- Intensive emotionale oder spirituelle Verbindung

Die Techniken für diese Super-Orgasmen erlernt man am besten bei der Masturbation. Das Ausdehnen des Orgasmus bringt ihn in Bereiche jenseits der Genitalien, wo Sie ihn gewöhnlich erleben. Man spricht auch davon, seinen Orgasmus zu „dehnen“ und ihren „auszubreiten“. Wenn Sie diese Techniken meistern, werden sich Ihre Orgasmen einfach etwas diffuser anfühlen; sie baden die Genitalien und die umliegenden Bereiche in Genuss. Und sie fühlen sich stärker an.

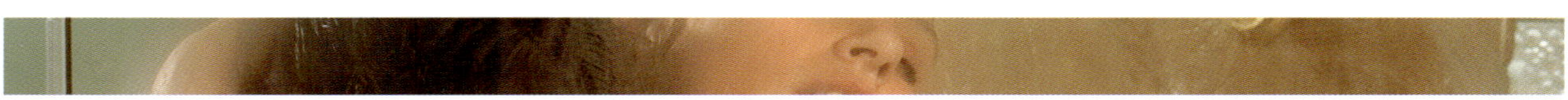

Ihr Orgasmus, extrabreit

Masturbieren Sie in einer bequemen Lage mit Ihren Fingern oder einem Vibrator. Sobald Sie hoch erregt sind, massieren Sie mit einer Hand und leichten, flachen Strichen Ihre Vulva, die inneren Schenkel und die Leiste. Stellen Sie sich vor, wie Sie Ihre Erregung in diese Bereiche ausbreiten. Setzen Sie die Massage während des Orgasmus fort und imaginieren Sie, wie Sie den Orgasmus in Ihrem Körper verteilen.

Streicheln Sie nach dem Klimax weiter rhythmisch Ihren Genitalbereich. Fühlen Sie, wie der Orgasmus für einige Sekunden durch Ihren Körper flutet, nachdem er sonst bereits abgeebbt wäre.

Sein Orgasmus, extrabreit

Masturbieren Sie, solange Sie können, ohne zu ejakulieren. (Ein vernünftiges Ziel sind 10 bis 15 Minuten, allerdings vielleicht nicht beim ersten Mal.) Machen Sie das, indem Sie pausieren und/oder die Bewegungen ändern, wenn die Ejakulation naht.

Zählen Sie die Kontraktionen bei der Ejakulation, normal sind 3–8. Beachten Sie den Grad und die Reihenfolge der Intensität. Typischerweise werden die stärksten Kontraktionen am Anfang sein. Wenn Sie das nächste Mal masturbieren, verzögern Sie die Ejakulation wieder so lange wie möglich.

Wenn Sie dann doch ejakulieren, spannen Sie Ihren PC-Muskel an, als wollten Sie die Ejakulation zurückhalten. Stimulieren Sie weiter sehr langsam Ihren Penis und drücken Sie ihn bei den Ejakulationen, wodurch Sie das Gefühl immer weiter und weiter tragen.

Gratwanderung

Da Sie nun gelernt haben, wie sich Orgasmen ausdehnen lassen, ist der nächste Schritt zur Verlängerung des Höhepunkts vergleichsweise einfach zu nehmen. Diesmal ist es ein Paarspiel. Nehmen Sie gemeinsam eine kühle, nicht heiße, Dusche. Ihre Haut sollte sich am Anfang kühl anfühlen.

Legen Sie sich Seite an Seite und einander zugewandt aufs Bett, die Beine in einer Art Schneidersitz miteinander verflochten. Führen Sie seinen schlaffen Penis in die Vagina ein. Beide halten still. Einer von Ihnen muss vielleicht die Basis seines Penis mit der Hand halten, damit er in der Vagina bleibt, bis er halbwegs erigiert ist. (Erarbeiten Sie aber keine Erektion!)

Versuchen Sie tief atmend für 15–30 Minuten bewegungslos zu liegen. Liebkosen Sie in dieser Zeit Gesicht, Hals und Oberkörper des Gegenübers und schließen Sie immer wieder für längere Zeit Augenkontakt. Flüstern Sie Zärtlichkeiten. Spüren Sie die erotisch-friedvolle Stimmung?

Beginnen Sie nun, sich zu bewegen. Er sollte langsam und sanft stoßen und sie sich mit Becken und Hüften seinem Rhythmus anpassen. Tauschen Sie innige Küsse aus. Setzen Sie zugleich Ihre Hände ein, um einander überall zu streicheln, von den Genitalien aufwärts. Imaginieren Sie, mit Ihren Händen Feuer zu verstreichen.

Widerstehen Sie dem Verlangen, sich schneller zu bewegen, wenn Sie den quälenden Punkt „beinahe da" erreichen. Sie wollen, solange es geht, am Grat entlang wandern – bis Sie plötzlich merken, dass Sie einen Orgasmus haben. Er wird scheinbar ewig dauern.

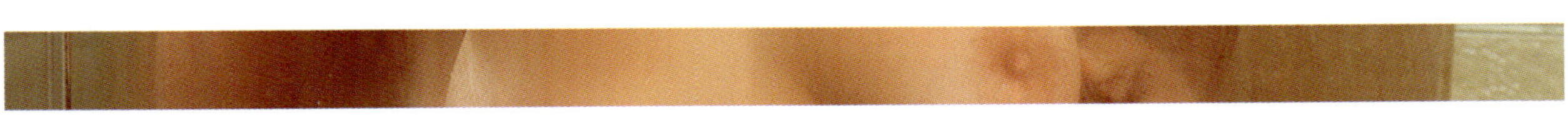

Fortgeschrittene Liebesspiele

Sie können verbreitern und verlängern? Sind Sie bereit, es noch weiter auf die Spitze zu treiben?

Karezza

Karezza, italienisch für liebkosen, wurde von einer amerikanischen Ärztin 1883 erfunden. Alice Bunker Stockholm entlehnte es teils von einem Pamphlet über Geburtenkontrolle von einem Gründungsmitglied der Oneida-Gemeinschaft, einem Minister, der es wiederum von den uralten erotischen Lehren des chinesischen Arztes Meister Sun adaptiert hatte. Stockholm unterwies ihre verheirateten Patienten in der Kunst des Karezza als Mittel gegen vorzeitige Ejakulation bzw. unzureichende Erregung. Ihr schmales, im Eigenverlag erschienenes Buch *Karezza: Ethik der Ehe*, wurde in etliche Sprachen übersetzt, darunter ins Russische von Leo Tolstoj.

In ihrem Buch instruierte sie die Leser, für eine Stunde bewegungslos in einer Sexstellung zu verharren, ohne sich auf den Orgasmus zuzubewegen. Dazu sollten sie einander laut aus den Werken von Ralph Waldo Emerson und Elizabeth Barrett Browning vorlesen und über die Bedeutung der Texte diskutieren; eines der interessantesten Details der Erotikgeschichte, das ich je entdeckt habe.

Als Technik zur Verlängerung des Verkehrs ist Karezza einfach, effektiv und kann in jeder Stellung durchgeführt werden. Es forciert auch ausgedehnte Orgasmen.

Auch wenn es in jeder Stellung funktioniert, ist die Missionarsstellung doch am wenigsten für Karezza geeignet. Die Reitstellung oder Flanquettes sind die bessere Wahl. Der Punkt ist, seine Genitalbewegungen drastisch einzuschränken. Er bewegt sich in der Frau nicht, es sei denn, sein Penis erschlafft. Dann vollführt er einige flache Stöße, um die Erektion wiederherzustellen.

„Leute, die zur Sextherapie kommen, haben grundlegende Probleme. Sie wollen nur ab und zu Sex und fragen sicher nicht, wie man guten Sex großartig machen kann. Dazu geht man in einen Buchladen. Ein Durchschnitts-Sextherapeut könnte Karezza nicht vermitteln, wenn sein Verdienst davon abhinge."

–X, renommierter Sextherapeut und Autor

Paare können Karezza auch im Stehen versuchen. Der Mann sollte möglichst still stehen, während die Frau sich auf die Weise bewegt, die sie am besten in Richtung ihres eigenen Orgasmus bringt.

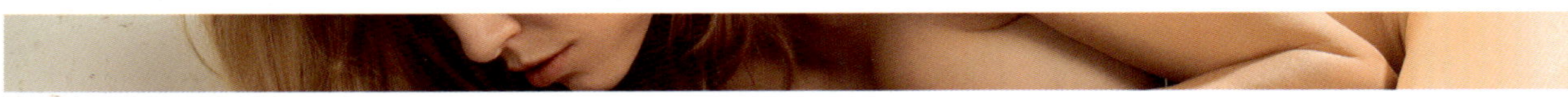

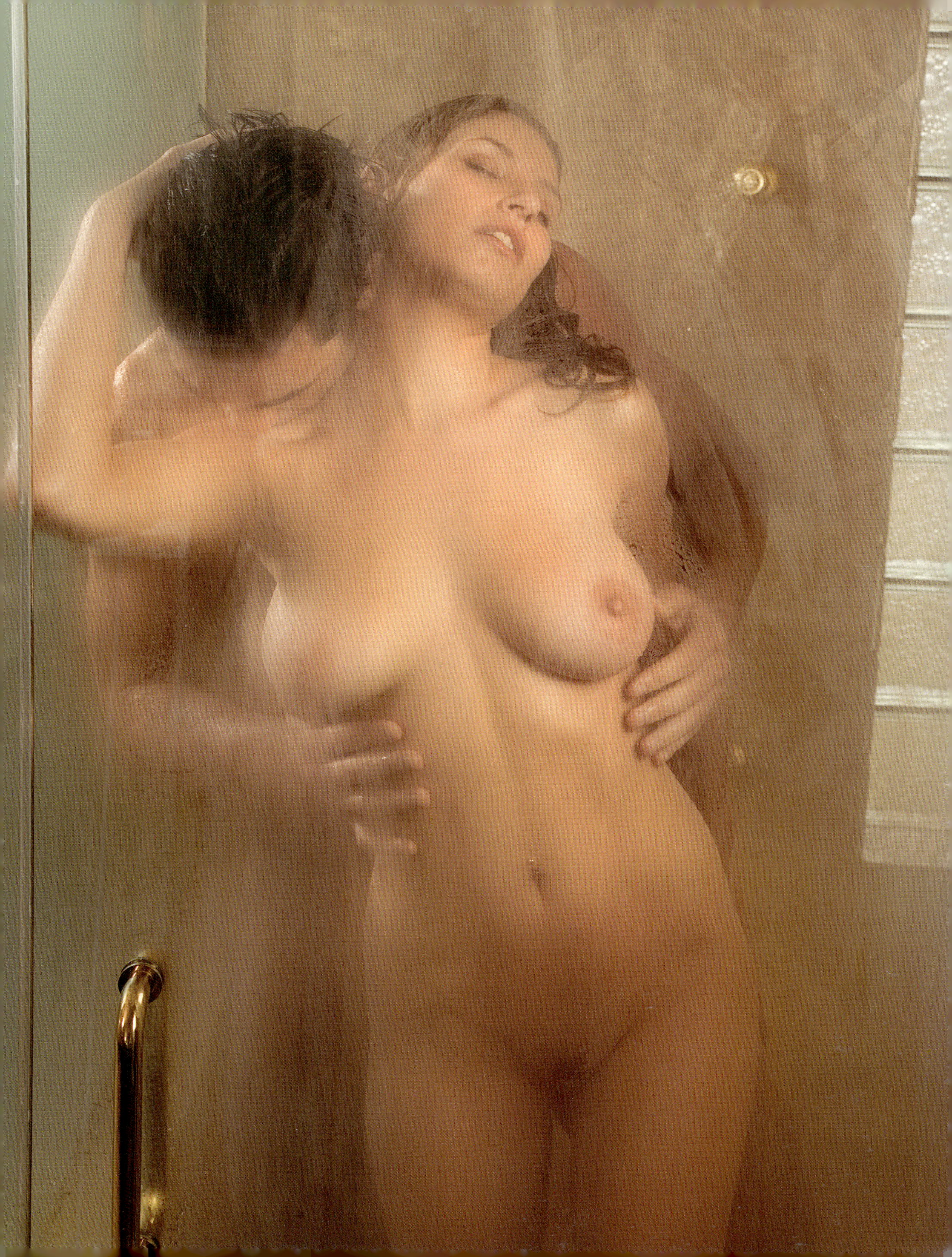

Sie darf sich bewegen, auch ihre Hüften gegen seine stoßen und ihren PC-Muskel um seinen Penis spannen. Egal, wie erregt sie dabei wird, er bewegt sich nur gerade so viel, dass seine Erektion erhalten bleibt. Mit der Masturbations-Technik des Ausbreitens forciert sie (oder er) die Verteilung ihres Orgasmus in ihrem Körper.

Er behält die liebende Umarmung bei, bis sie einen oder mehrere Orgasmen hatte. Dann steht es ihm frei, sich energischer zu bewegen und für seine Befriedigung zu sorgen.

Kabbazah

Nun ist er an der Reihe, höchsten Genuss zu erfahren.

Von Kabbazah hörte ich erstmals, als ich vor vielen Jahren einen Mann für einen Artikel im Magazin *Penthouse Forum* interviewte. Er hatte als Fronturlauber vom Vietnamkrieg in Japan die Sex-Erfahrung seines Lebens gemacht. „Ich habe den dreifachen Preis gezahlt", sagte er, „und das war ein Schnäppchen."

Kabbazah wurde vor tausenden Jahren im Nahen Osten entwickelt, als dort noch keine religiösen Extremisten das Sagen hatten. Eine Frau, die die französische Kunst des Pompoir (Kontrolle des PC-Muskels) gemeistert hatte, wurde Kabbazah genannt – „eine, die hält". Die besten Prostituierten in vielen östlichen Ländern wie Japan, China und Indien waren Kabbazahs. Prostitution galt in Indien als heilig, und die Tempelhuren glaubten, einen Mann mit Kabbazah sowohl zu religiöser als auch sexueller Ekstase bringen zu können. Der Lebensstil dieser Edelnutten im Osten glich dem der teuersten, internationalen Callgirls von heute.

Als ich Kabbazah, Karezza und andere Techniken erforschte, war ich verblüfft, inwieweit Sexologen des späten 20. Jahrhunderts, wie z. B. der berühmte Mumbaier Sexologe Dr. Prokash Kothari, Theorien und Techniken entwickelten, die denen aus antiken Zeiten ähnelten. Eine gute Idee überlebt immer. Und Kabbazah ist eine gute Idee.

Es gibt zwei unabdingbare Voraussetzungen für diese Praktik:

- Sein Geist und Körper müssen in einem entspannten und empfänglichen Zustand sein. Seine Passivität ist entscheidend. Das ist nicht die Art Sex, für die man sich verzweifelt gegenseitig die Kleider vom Leib reißt.

- Sie muss über eine virtuose Vagina verfügen. Versuchen Sie es erst gar nicht, bevor Sie nicht Ihr Kegeltraining gewissenhaft für drei bis vier Wochen absolviert haben.

Und so funktioniert's. Beginnen Sie in der Reit- oder einer sitzenden Stellung, die Frau oben. Sie stimuliert ihren Partner, bis er eine Erektion hat, ohne sonderlich erregt zu sein. Nun führt sie seinen Penis ein.

Er bewegt sein Becken überhaupt nicht. Nicht ein einziges Mal. Auch sie hält ihr Becken ruhig und beschränkt ihre Bewegungen soweit wie möglich auf ihren PC-Muskel. Sie dürfen sich aber küssen und streicheln.

Sie spannt ihren PC-Muskel in unterschiedlichen Rhythmen an, bis sie das Pochen seines Penis spürt – laut Kabbazah-Lehrbuch nach ungefähr 15 Minuten. Zu diesem Zeitpunkt sollte er höchst erregt sein. Sie passt ihre Kontraktionen nun dem Pochen an und hält und löst in seinem Rhythmus.

Nach weiteren 15 Minuten wird er einen Orgasmus haben, der deutlich länger und intensiver als gewöhnlich ist.

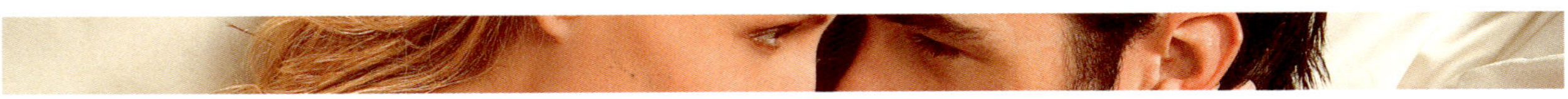

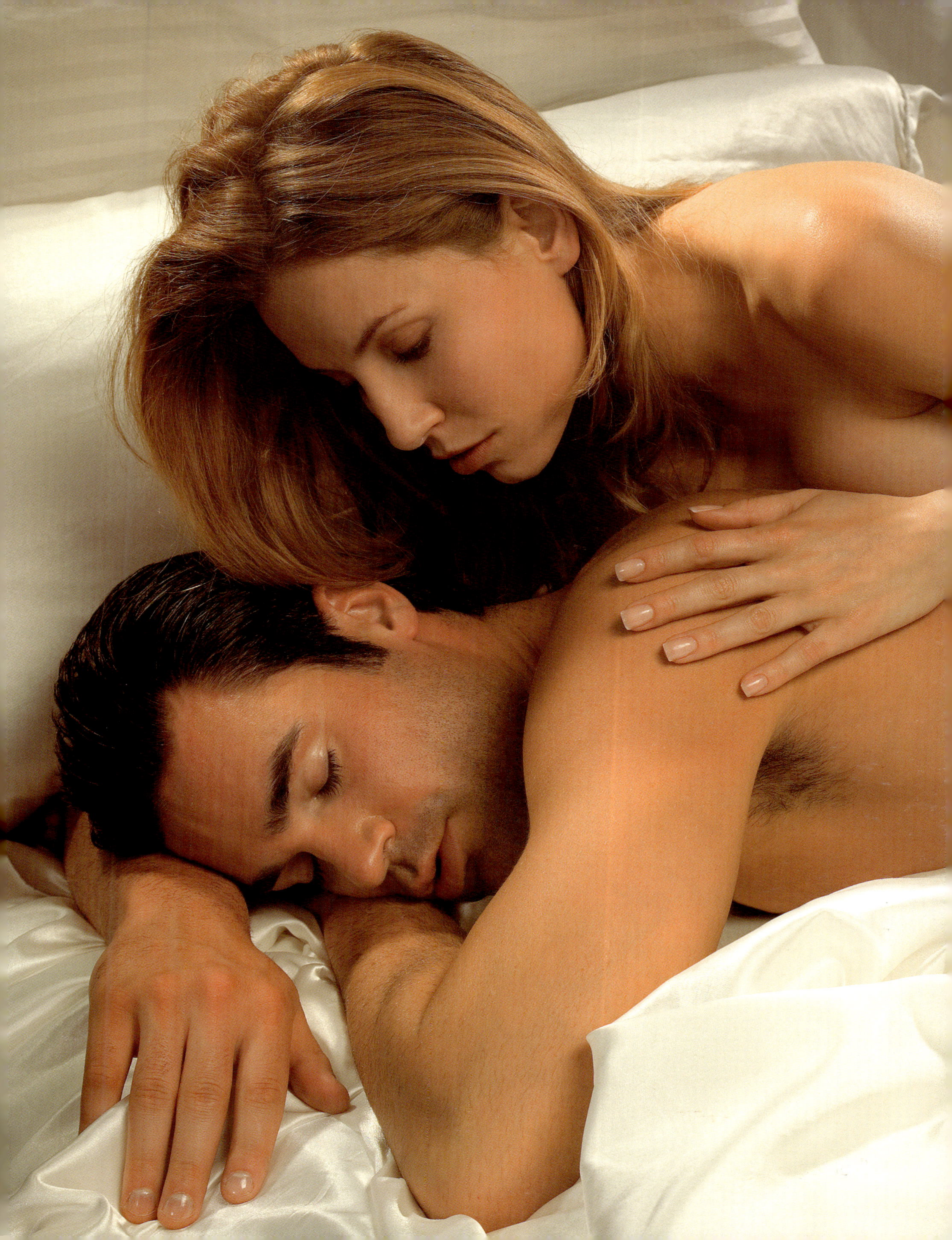

Ganzkörper-Orgasmus

Haben Sie je jemanden sagen hören: „Diesen Orgasmus habe ich bis in die Zehenspitzen gespürt"? Oder „Mein Orgasmus hat mir fast das Hirn rausgeblasen"? Vielleicht haben Sie etwas in der Art ja sogar selbst schon einmal gesagt.

Wenn Sie einen Klimax erleben, der sich ganz deutlich jenseits der Genitalien manifestiert, haben Sie einen Ganzkörper-Orgasmus. Manche Menschen sehen blitzende Lichter oder Farben. Andere sprechen von einer außerkörperlichen Erfahrung. Viele berichten von einer starken, emotionalen Verbindung zum Partner.

Der Ganzkörper-Orgasmus ist höchstwahrscheinlich das Resultat einer intensiven Verbindung auf drei Ebenen: emotional, sinnlich und sexuell. Betrachten Sie die Ebenen als drei Türen zu drei Wegen zum Ganzkörper-Orgasmus.

Emotional: Der Tantra-Kuss

Manche Verfechter von Kundalini- (oder Sex-)-Yoga behaupten, diese Praktik ermögliche stärkere emotionale Bindungen zwischen Liebenden. Sicherlich gibt es Kundalini-Techniken, die eigens zur Förderung der emotionalen und körperlichen Nähe geschaffen wurden. Der Kuss gilt im Tantra als ganz besonders intim und geheiligt.

Bei diesem Kuss imaginiert man, wie die Seelen und die Lebenskräfte der Liebenden von einem zum anderen und zurück fließen. Das passt wunderbar zum westlichen Konzept der „Seelenverwandtschaft". Das ist den meisten von uns vielleicht zu esoterisch, aber wer lässt sich nicht ab und an auf einen innigen, seelenvollen Kuss ein? Um den Tantra-Kuss zu praktizieren, machen Sie Folgendes:

ECHT GESAGT

Haben Sie je östliche Liebestechniken eingesetzt?

„Ja, aber ich verändere sie. Tantra bedeutet eine Menge Arbeit, wenn man es ‚korrekt' machen will. Und es knallt nicht genug, um die ganze Mühe zu rechtfertigen. Man nimmt sich, was man brauchen kann, und improvisiert. Sex sollte keine Arbeit sein."

—Christina, 34

„Ja, sie helfen, die Dinge zu verlangsamen und verstärken das Gefühl der Bindung zum Partner. Ich lieben den Tantra-Kuss und das Yabyum … mmh."

—Elisabeth, 52

„Ich habe mich kurz nach meinem 40. Geburtstag mit meiner Liebsten zu einem Tantrakurs angemeldet. Dabei ist mir klar geworden, dass Tantra speziell Männer mittleren Alters anspricht. Es gibt uns etwas, auf das wir außer Cunnilingus zurückgreifen können, wenn die Erektion nicht mehr ganz so stark ist."

—Frank, 46

In der Vereinigung (egal in welcher Stellung) praktiziert er eine der weiter oben beschriebenen Methoden, um seinen Orgasmus und die Ejakulation hinauszuzögern. Wenn sie ihren eigenen Orgasmus nahen spürt, signalisiert sie ihm, mit der Bewegung aufzuhören. Das Paar sitzt in der Mitte des Betts, sein Penis ist in ihr, die Beine der beiden sind umeinandergeschlungen. Sie bewegen sich so wenig wie möglich.

Pressen Sie Ihre Stirnen aufeinander und atmen Sie in den Mund des anderen. Atmet er aus, atmet sie ein und umgekehrt. „Küssen" Sie sich, bis Sie einfach nicht mehr stillhalten können. Die Bewegung wird den Orgasmus auslösen. Der lange, langsame Erregungsaufbau und die emotionale Intensität des Kusses können gemeinsam zu einem Orgasmus führen, der sich wie eine Ganzkörpererfahrung anfühlt.

Sinnlich: Extragenitaler Orgasmus

Für manche Menschen, insbesondere Frauen, ist der Ganzkörperorgasmus nicht der erste Orgasmus während eines Liebesspiels. Wenn sie bereits einen oder mehrere Orgasmen hatte, ist sie vielleicht bereit für einen extragenitalen Klimax. Ihre Sinne sind maximal angeregt. Mit der richtigen Berührung fliegt sie womöglich noch ein Stückchen höher. So geht's.

Nachdem sie zumindest einen Orgasmus hatte, liebkosen Sie ihre Vagina und lecken Sie sie, wenn sie das wünscht. Wenn sie sich dem nächsten Höhepunkt nähert, lösen Sie Mund und Hand von ihren Genitalien. Streicheln Sie ihre Brüste, Nippel, inneren Schenkel – welchen nichtgenitalen Bereich sie auch immer gestreichelt, geküsst oder geleckt haben will. Sie könnte in einem derart hypersensitiven Zustand sein, dass sie auf diese Art zum Orgasmus kommt – und der würde sich dann anfühlen, als geschehe er im ganzen Körper.

Falls nicht, stimulieren Sie ihre Klitoris oral oder manuell, während Sie weiterhin nichtgenitalen Bereichen Ihre Aufmerksamkeit schenken. (Ein Purist würde das wohl als „Betrug" bezeichnen, aber wen kümmert das?)

Sexuell: Das Yabyum und die Passionsblume

Manche Menschen erleben einen Ganzkörperorgasmus, wenn der Sex intensiver als gewöhnlich ist. Es geht nicht um Emotionen und Sinnlichkeit, zumindest nicht vor dem Nachglühen. Der Sex – abgedreht und schmutzig, hart und schnell, geil und nochmals geil – bringt sie an den Ort, an dem sie Sinnlichkeit erfahren können, den Ort, an dem ihre Mauern endlich gefallen sind und sie sich Gefühlen öffnen können. Wenn Sie oder Ihr Partner/Ihre Partnerin so eine Person sind, packen Sie jetzt Ihre Sextricks aus.

Das Yabyum, die Tantra-Version der westlichen Sitzstellung, müssen Sie versuchen. Es wird von Sexologen als die ultimative Stellung zur Verlängerung der männlichen Erregung und zur Intensivierung der intimen Verbindung der Liebenden angepriesen. Sie werden es mögen, selbst wenn Ihnen Tantra sonst nicht viel bedeutet. Das Yabyum: Setzen Sie sich Auge in Auge in die Mitte des Betts. Legen Sie die Beine so umeinander, dass sie auf seinen Schenkeln sitzt. Legen Sie Ihre rechten Hände auf den Nacken des anderen, Ihre linken auf das Steißbein. Streicheln Sie einander den Rücken, jedoch nur aufwärts. Blicken Sie einander tief in die Augen, wenn Sie sich mit offenen Augen küssen.

Führen Sie seinen halb erigierten Penis in die Vagina ein, sodass er so viel indirekten Druck wie möglich auf Ihre Klitoris ausübt und den G-Punkt berührt. (Wenn es für den richtigen Penetrationswinkel erforderlich ist, kann sie auch auf Kissen statt auf seinen Schenkeln sitzen.)

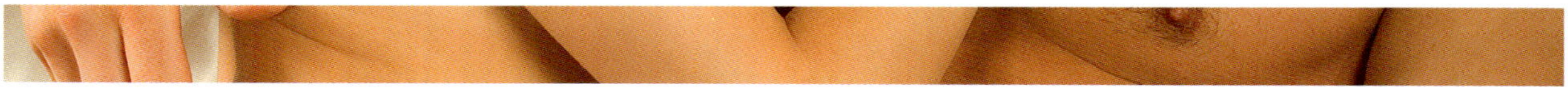

Machen Sie den Tantra-Kuss. Wiegen Sie sich langsam gemeinsam; behalten Sie die ganze Zeit den Augenkontakt bei und streicheln Sie einander weiter den Rücken. Bleiben Sie in dieser Stellung, bis es Ihnen beiden kommt. Das ist das Yabyum.

Vor einigen Jahren beauftragten mich die Herausgeber des Magazins *Redbook* mit der Entwicklung einer neuen Sexstellung für ihre Leserschaft – eine Stellung, die sich verbreiteter Sorgen und Klagen annahm.

Die Stellung sollte:

- Ihr maximale klitorale und/oder G-Punkt-Stimulation beim Verkehr verschaffen
- Ihm ermöglichen, in höchstem Erregungszustand die Vereinigung länger als üblich aufrechtzuerhalten
- Beiden zu exzeptionellen Orgasmen verhelfen
- Ein Gefühl größerer Intimität erzeugen als bei den durchschnittlichen Sexstellungen

Ich dachte sofort an das Yabyum. Aber ich wollte etwas weniger Zeitraubendes und Einfacheres für Paare, die vielleicht mit Yoga gar nichts am Hut haben. Warum nicht im Yabyum beginnen – eine lockerere Version, im Grunde ein besonders intensives Vorspiel – und dann alles sich wie eine Blüte entfalten lassen? Die so entstandene Stellung, die Passionsblume, war bei den Testern und später bei den Lesern ein Hit.

Die Passionsblume: Beginnen Sie wie beim Yabyum in der Bettmitte und mit Augenkontakt. Sie legt ihre Beine um seinen Körper, auf seinen Schenkeln oder Kissen vor ihm sitzend. Ihre Beine können ausgestreckt oder in den Knien gebeugt sein, was immer für ihn bequemer ist.

Legen Sie Ihre Hände wie beschrieben auf den Nacken bzw. das Steißbein. Streicheln Sie sich – immer aufwärts. Sehen Sie einander in die Augen und küssen Sie sich mit offenen Augen. Streicheln und küssen Sie, bis Sie beide höchst erregt sind.

Führen Sie seinen erigierten Penis so in die Vagina ein, dass er maximalen indirekten Druck auf die Klitoris ausübt. Wiegen Sie sich sachte, weiterhin innig küssend und streichelnd. Sie kommt in dieser Stellung evt. sehr schnell zum Orgasmus. Nach ihrem ersten O (oder auch früher, sollte der Klimax nicht unmittelbar bevorstehen) verändern Sie Ihre Lage auf eine der folgenden Arten:

Er sitzt mit weit gespreizten Beinen auf dem Bett. Sie legt sich mit dem Rücken, Gesicht ihm zugewandt, auf die Matratze; ihr Körper ist zwischen seinen Beinen. Er hebt ihre Fesseln zu seinen Schultern hoch und dringt in sie ein. Sie presst ihre Schenkel zusammen und hat so seinen Penis fest im Griff. Mit einer Hand stimuliert sie ihre Klitoris.

Sie liegt wieder zwischen seinen Beinen auf dem Rücken, hat aber ihre Beine an den Knien gebeugt und an sich gezogen, sodass ihre Fersen ihre Schenkel berühren. Er sitzt nahe bei ihr, mit dem Penis gegenüber der Vagina. Sie schiebt die Knie unter seine Achseln und lässt ihn behutsam näher rücken, bis er ohne Schwierigkeiten eindringen kann. Wieder stimuliert sie zu den Stößen ihre Klitoris.

TIPP

Die Augen beim Küssen und während der Vereinigung offen zu halten ist keine erotische Technik, die allen passt. Manche Paare empfinden das tiefsinnige Seelen-Starren als aufdringlich oder einfach blöd. Seien Sie diesbezüglich – oder überhaupt, so gesehen – nicht dogmatisch. Wenn Sie lieber mit geschlossenen Augen Liebe machen, tun Sie, was Ihnen gefällt. Versuchen Sie aber wenigstens, Ihre Augen ab und zu zu öffnen und Augenkontakt zu schließen.

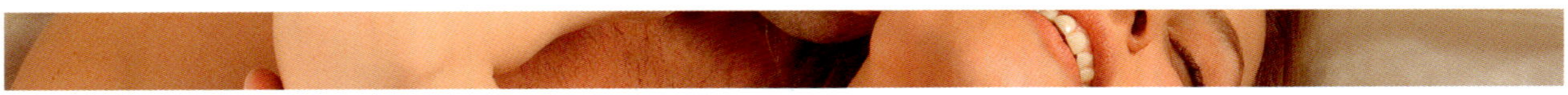

Sind Sie schon da?

Ich weiß, dass Sie nun, da Sie diese Worte lesen, bessere Orgasmen haben als vor dem Öffnen dieses Buches. Wenn Ihnen diese Seiten nichts gebracht hätten, hätten Sie das Buch schon vor Stunden beiseite gelegt. Sie sind dabei, Ihr Glück zu finden, wie es ein mir bekannter Yogi-Meister gerne ausdrückt.

Bleiben Sie auf diesem Weg. Je mehr guten Sex Sie haben, desto mehr wollen Sie. Verwenden Sie dieses Buch wie ein Kochbuch. Schlagen Sie Gourmet-Orgasmus-Rezepte nach. Und falls Sie denken, hier gehe es nur um Technik und gar nicht um Leidenschaft: Lassen Sie mich mit einem meiner Lieblingszitate von Anaïs Nin schließen, deren Leben und Arbeit ein Fest der Leidenschaft waren:

„Sex verliert alle Kraft und Magie, wenn er explizit, mechanisch, übertrieben, zu einer mechanistischen Besessenheit wird. Es ist falsch, Sex nicht mit Emotion, Hunger, Begehren, Lust, Launen, Marotten, persönlichen Bindungen, tiefgehenden Beziehungen zu vermengen, die seine Farbe, seinen Geschmack und Rhythmus ändern …"

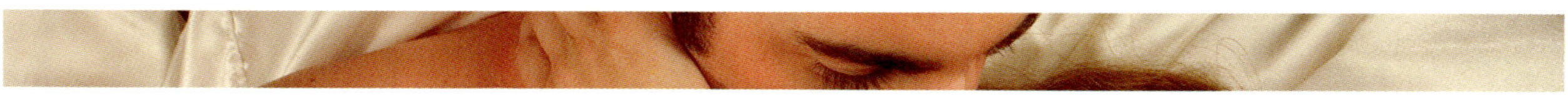

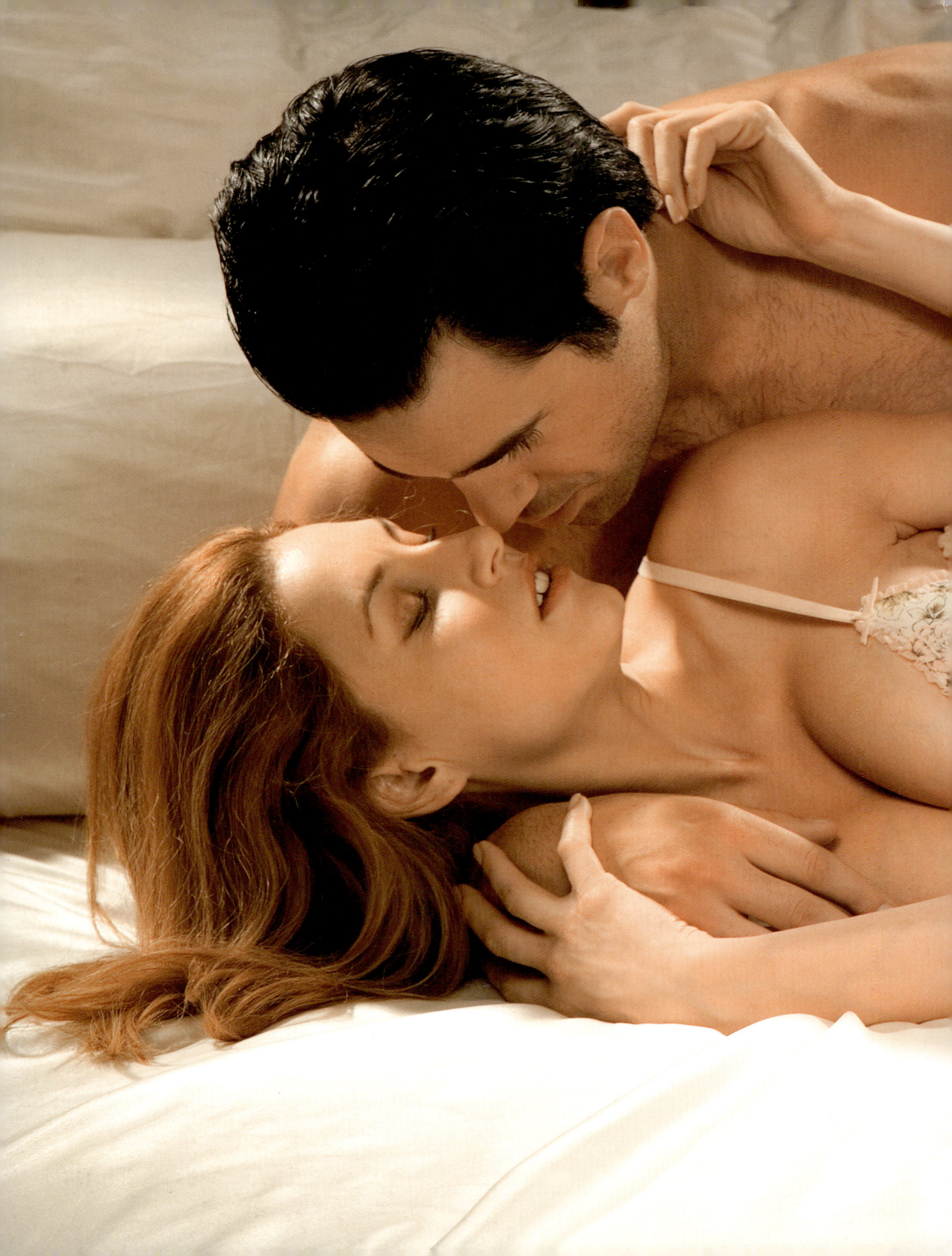

Danksagung

Wie immer gilt mein erster und vordinglichster Dank Richard Curtis, meinem Agenten.

Dank auch an:

Professionelle Kollegen, die mich inspirierten und ermutigten: Dr. Patti Britton, Dr. Bob Berkowitz, Dr. Barry Komisaruk – und die schlauen Babes, die über Sex schreiben: Lou Paget, Carlin Ross, Tracy Cox, Susie Bright, Tristan Taormino.

Meine Redakteure Wendy Gardner und Jill Alexander, die Projektmanagerin Amanda Waddell, die Redakteurin Karen Levy, den Herausgeber Will Kiester, die Kreativchefin Rosalind Wanke und das tolle Design-Team bei Quiver.

Meine Freunde und Familie, die mich über die Jahre unterstützten und bestärkten, besonders Carolyn Males, Michael und Barb Hasamear, Alex Zola, Joe Rinaldi . . . und Tammy Bakos, der wir die unvergleichliche Marcella und die entzückenden Zwillinge verdanken.

Neue Freunde, Elizabeth, Corey und Reggie – was hätte ich ohne euch getan?

Adam & Eve, Babeland und Candida Royalle für die Bereitstellung eines Vermögens in Form von Gratis-Sexspielzeug, das für die Recherchen zu diesem Buch verwendet wurde.

Und ganz besonders meine Mitarbeiter – den Fotografen Ken Chernus und die Models Jamie Lynn und Charles Dera –, die dafür sorgten, dass dieses Buch elegant und erotisch geworden ist.

REGISTER